整形外科手術

腱移行術による
麻痺手の再建と
その応用

──頸損麻痺レベル別 99 手におよぶ機能再建術──

橋爪　長三

序

　橋爪先生の生涯を掛けての腱移行に関する図書が出版されることとなった。心からのお喜びを申し上げたい。このような図書は今後永久に産まれないであろう。私は此の図書を一見して昔を思い出し血の騒ぐのを覚えた。先生の履歴に依ると長島愛生園への勤務は昭和38年1月とのことで、私は別のハンセン氏病施設光明園に月1回の出張手術をしていたが期間は昭和32〜39年春までで、以後広島に移動した。従って直接の接触は1年ばかりである。同時期たまたま勤務の矢部先生（現慶応大学名誉教授）と一緒に毎週金曜日であったか岡大の私の手の外来、手術の見学にお出になったのを思い出す。

　矢部先生は間もなく大學にお帰りになったが、橋爪先生は園に留まり、のち大島青松園とハンセン氏病患者の手、足の機能再建に取り組まれ、次いで身障者リハ・センターと生涯を通じ手の腱移行術の追求であった。私は先生と共著（主に先生の論文）でF.McDowell,C.D.Enna編の図書 Surgical Rehabilitation in Leprosy（Williams&Wilkins,Baltimore,1974）に Reconstruction of Opposition in the Paralyzed Hand（185〜198）なる論文を出したことがある。昔の図書を探し出し読んでみると中々の大論文である。私も腱移行には関心を持ち比較的多く経験した方で撓骨、正中、尺骨神経には何とか自信が有るが問題は頸髄損傷である。先生は99症例を経験され、大部分の症例に機能改善が得られ、食事、更衣、書字の他、車椅子への移動、自動車運転の可能性も開かれ、尿路管理の範囲も広がり、Zancolli分類2B以下の損傷ではADL上の改善、社会復帰、自立の可能性が開けたとされている。実に素晴らしい結果である。私の経験は10例余で肘の伸展は可能なるも手の機能回復は不満足なものであった。先生は症例の記録、整理が素晴らしかったであろう事に感心する。図書は総ての症例がカラーで記載が簡潔、全生涯を掛けての仕事の集大成と言うべく、永久に引き継がれるべき図書と考える。先生は未だお元気で手術を続けられ、毎年バングラディッシュにも出張され患者の機能再建に携わっておいでのようである。お喜びとともに益々のご自愛を祈念して止まない。

　　　　　2016年3月5日

　　　　　　　　　　　　　　　　　　　　　　　　　　　　　　津下　健哉

序

　はじめに、何故このような本を書くようになったかについて述べたいと思います。その契機となりましたのは、信州大学整形外科の若い医師、あるいは学会、研修会などの際に会う若い医師達から、時々腱移行術には分かり難いところがあるので、具体例を挙げて説明してほしいと何度か聞かされたことがあるからでした。

　私は信州大学卒業後、藤本憲司先生の下で 7 年間整形外科の指導を受け、その後1963 年、国立ハンセン病療養所長島愛生園へ赴任、同じ大島青松園も含め 12 年間継続してハンセン病患者の治療に従事してまいりました。そしてその当初の頃、すでに同じ国立療養所邑久光明園に、岡山市からしばしば来られて、ハンセン病患者の麻痺手の再建を行われていた、当時岡山大学助教授（現広島大学名誉教授）であられた津下健哉先生に初めて手外科というものを実際に教えていただきました。その後もしばしば御指導をいただき、また共著者に加えていただいたこともありました。

　1974 年からは長野県身体障害者リハビリテーションに赴任、ここでも四肢麻痺を持つ大勢の患者さんを診察、またその治療に当たっては、12 年間もハンセン病療養所で大勢の患者さんの麻痺した手足の難しい治療をさせてもらったのが非常に役に立ちました。

　このようなわけで、今まで長い医師としての仕事の中で、大学では経験の出来ないような治療が出来ましたことは感謝ではありますが、他方未熟のため不十分な治療に終わり、患者さんに対し申し訳ないというお詫びの気持ちも常に残っております。以下に書きました症例のなかにも不十分な治療に終わった症例も載せてありますので、これから治療、研究をされます若い医師の方々には是非参考にしていただき、より良い治療を目指していただきたいと考えております。

　終わりに、整形外科の基本を教えていただいた第 1 の師、故藤本憲司先生、そして手外科、特に麻痺手について御指導下さった第 2 の師、津下健哉先生に心から感謝したいと思います。

　さて、この書の出版にあたり多大な御援助、激励をいただいた持田奈緒美先生、同門の北側恵史、酒井典子両先生にもお世話になり御礼申し上げます。持田先生の御援助がなければ、この書は未完に終わってしまったことでしょう。またこの書の作成に、パソコンを使い協力下さった当院職員下田寛子氏ならびに詳細にわたり、文の訂正をして下さった三和書籍、山本妃美氏にも厚く御礼申し上げたいと思います。

橋爪　長三

目 次

序　津下　健哉 iii
序　橋爪　長三 iv

第1章
総論ならびに機能再建がおこなわれた対象疾患

第1節　腱移行術の定義 3

第2節　解剖 4

第3節　診察のポイント 8

第4節　手術のポイント 9

第2章
麻痺の分類と手術術式

第1節　末梢神経麻痺の分類 12

　1）はじめに 12

　2）上肢末梢神経麻痺の分類 12

　3）腱移行術を行う前に考慮しなければならないこと 14

第2節　麻痺型と手術の計画 15

第3章
末梢神経障害、筋の外傷、麻痺性疾患あるいは頸髄損傷による麻痺手の再建について

第1節　はじめに 18

第2節　麻痺型と実際の手術計画 19

　（1）末梢神経障害による麻痺手 19

　1）低位正中神経麻痺に対する手術 19

v

手根管症候群および腱、神経損傷 19

A）手根管開放術 20

B）母指対立再建術：（手根管症候群の場合） 21

a）Camitz 法（長掌筋を力源とする方法） 21

b）Camitz 変法 23

c）環指浅指屈筋を力源とする方法 23

d）小指伸筋を力源とする方法 26

2）低位尺骨神経麻痺に対する手術 29

A）鈎爪変形に対する矯正 29

a）lasso 法（Zancolli） 29

b）Brand 法 29

c）Fowler 法 32

B）Neviaser 法（示指尺側変位の矯正） 32

C）母指内転再建 32

3）正中、尺骨神経低位麻痺合併例に対する手術— 33

A) 肘部管症候群＋手根管症候群合併例 33

B) 外傷による正中、尺骨神経、手指屈筋腱損傷の場合 39

4）低位橈骨神経麻痺あるいは後骨間神経麻痺 43

5）高位正中神経麻痺、前骨間神経麻痺 53

A）前骨間神経麻痺 53

（a）神経剥離 53

（b）腱移行術 53

B）高位正中神経麻痺 61

6）高位尺骨神経麻痺 64

7）高位橈骨神経麻痺 65

8）高位橈骨神経麻痺と肘部管症候群の合併例—再手術例の検討 72

(2) ハンセン病による麻痺手 78

症例 1：低位正中、尺骨神経麻痺 79

症例 2：高位橈骨、低位正中、尺骨神経麻痺合併例 79

(3) ポリオによる麻痺手 81

症例 1：46 歳、女性、ポリオによる右麻痺手

（右正中神経低位麻痺に相当） 81

症例 2：29 歳、女性、ポリオによる左麻痺手

（左正中、尺骨神経低位麻痺に相当） 83

症例 3：29 歳、女性、ポリオによる右麻痺手

（正中、尺骨神経低位麻痺に相当） 85

症例 4：22 歳、男性、ポリオによる右麻痺手

　　　　（右正中、尺骨、橈骨神経高位麻痺、手指拘縮高度）................86

(4) 分娩麻痺................89

　症例 1：13 歳、男児、右分娩麻痺（手関節、手指拘縮高度）................89

　症例 2：12 歳、女児、左分娩麻痺................93

　症例 3：11 歳、男児、左分娩麻痺

　　　　（左肘屈曲不能、下垂手、前腕回外不能）................95

(5) 頸椎症性神経根症................100

　症例 1：47 歳、男性、印刷会社勤務、左下垂手

　　　　（橈骨神経高位麻痺に相当）................100

　症例 2：40 歳、男性、配管業

　　　　（右橈骨神経低位麻痺、正中、尺骨神経高位不全麻痺に相当）......102

(6) 神経内科疾患................105

　1）平山病による麻痺手（若年性一側上肢筋萎縮症）................105

　2）シャルコ・マリー・トウス病（Charcot-Marie-Tooth Disease）................110

　3）ギラン・バレー症候群（Guillain-Barré Syndrome）

　　　橈骨神経低位麻痺、正中、尺骨神経高位麻痺の合併例）................113

　4）顔面、肩甲、上肢型筋ジストロフィー................117

(7) 重度外傷後後遺症................122

　症例 1：右手指切断、拘縮（低位正中神経麻痺に相当）................123

　症例 2：24 歳、男性、右手部亜切断による重度損傷手

　　　　（右橈骨神経低位麻痺、正中、尺骨神経麻痺に相当）................125

(8) 頸髄損傷による麻痺手................133

　1）手術分類と術前準備................133

　　A）分類................133

　　　Zancolli による分類................133

　　B）手術の時期................134

　　C）手術の順序................135

　　D）麻酔................135

　2）手術手技................138

　　A）1-A：手術適応なし................138

　　B）1-B（C5-6）に対する手術................138

　　C）2-A（C5-6）に対する手術................149

　　D）2-B：Ⅰ（C6-7）に対する手術................157

　　E）2-B：Ⅱ（C6-7）に対する手術................167

vii

F）2-B：Ⅲ（C6-7）に対する手術 178

G）3-A（C7-8）に対する手術 182

H）3-B（C7-8）に対する手術 185

I）4-A（C8-T1）に対する手術 188

J）4-B：Ⅰ（C8-T1）に対する手術 188

K）4-B：Ⅱ（C8-T1）に対する手術 188

術後成績 188

後記 192

文献 193

第1章

総論ならびに機能再建がおこなわれた対象疾患

　上肢の弛緩性麻痺は、外傷性末梢神経麻痺ばかりでなく、手根管症候群、肘部管症候群、前骨間神経麻痺、後骨間神経麻痺、分娩麻痺、先天異常などのほか、遺伝性ニューロパチー（Charcot-Marie-Tooth 病）、多発性神経炎、Guillain-Barré 症候群、平山病、顔面肩甲上腕肩筋ジストロフィー、免疫性ニューロパチー、肢帯型筋ジストロフィー、筋強直性ジストロフィーなどの神経内科疾患、ポリオによる麻痺手、ハンセン病による麻痺手などのほか、これからは特に神経内科的疾患の中でも病状進行の停止、あるいは極めて緩徐の症例があると考えられ、これらに対してはそれぞれの症状、経過によっては整形外科の立場からは腱移行術による機能再建術の適応があるのではないかと考える。さらに外傷による筋の欠損、挫滅、萎縮などによる手指の機能の消失、低下などについても麻痺による機能障害と同様に考えてよいことも多い。このような場合、その所見に応じて正中、尺骨、橈骨神経麻痺、およびそれらを組み合わせた型に対する術式と同じように、機能再建術を考えることが出来る。さらに最も重度の障害と考えられる頸髄損傷による麻痺手について、筆者の約 100 手に対して行った機能再建について述べた。

　頸髄損傷は上肢の問題ばかりでなく、上腹部以下の知覚脱失、下肢の自動運動不能、下肢反射の亢進、あるいは消失、さらに神経因性膀胱などがあり、精神的、社会的問題も含め、上肢、手の問題ばかりでなく総合的リハビリテーションを始めから考え麻痺手の再建を行わなければならない。症例数は決して多くはなく、術後の成績からみると筆者にとって不満足なところも多くみられたが、若者で最低有効髄節（C6 − 7）レベルの患者では日常生活自立、経済的にも独立し、麻痺手の再建が有効であったことを証明する症例も多くみられた。

第1節　腱移行術の定義

　末梢神経麻痺、あるいは筋、腱欠損による機能障害を回復させるために、麻痺のない筋、腱を付着部で切離し、切離した部分を他の部位に縫着し、新しい機能を獲得する方法である。

第2節　解剖

　腱移行術を行うにあたっては、まず上肢の解剖を知っておくことが大切であるが、これについては、すでに手外科の専門誌にくわしく書かれておるのでそれを参考にしていただき、ここでは特に筋と神経との関係、力源とすることが出来る筋と神経、術前には動かないが、ある運動を獲得するために必要な腱、筋の解剖、特にこれらの停止部、起始部、支配神経を正確に知っておかなければならない。また腱移行術を行う際には、力源の選択が必要であるが、この筋の欠損により、いかなるデメリットが生じるか、腱移行によっていかなる運動が得られるか、この両者のバランスを術前によく考えて手術を行わなければならない。また大雑把にいえば、すべての筋は力源となり得るが、結果はすべてが同じではなく、移行術後、新しい機能の習得に相違がある。かつて某解剖学教授が私に「伸筋を移行し、これが屈筋の作用をするなどということは理解に苦しむ」と言われたことがある。確かに腱移行術後、違った機能を速やかに習得出来る筋と、そうでない筋とがあることは経験上感じており、筋によって動く範囲も異なり、運動習得の早さが違ってもリハビリテーションにより大抵は新しい機能を習得出来る。これは脳と目の機能よって獲得するのであろう。目の障害者の麻痺手のリハビリテーションの難しい経験はあるが、ここでは述べない。また付け加えて述べたいことは、前腕の破格筋が力源となることがあることである。これについては本文で述べるが、参考にしても良いことであると思う。しかしここでは、ごく一般的な知識として必要なことを記載する。

　末梢神経とこれを支配する筋との関係については、古くは運動学を含め T.von Lanz による Praktische Anatomie があるが、最近では Grant's Atlas of Anatomy がよく使われるので、これから抜粋、転載させていただくことにした。

4

背部の浅層 (体幹から起こって上肢に終わる後面の筋群) と三角筋

筋の名称	起始	停止	神経支配	主な作用
僧帽筋	上頂線の内側 1/3、外後頭隆起、項靱帯、C7-T12 の棘突起	鎖骨の外側 1/3、肩峰、肩甲棘	副神経 (XI) の脊髄根と頚神経 (C3、C4)	肩甲骨を挙上し、後方に引き、回旋する。上部筋線維束 (下行部) は肩甲骨を挙上し、中部筋線維束 (横行部) は後方に引き、下部筋線維束 (上行部) は下制する。上部と下部の筋線維束は、協働して上肢を挙上する際の肩甲骨の回旋を行う。
広背筋	下位 6 つの胸椎の棘突起、胸腰筋膜、腸骨稜、下位の 3 ないし 4 対の肋骨	上腕骨結節間溝の底	胸背神経 (C6-C8)	上腕骨の伸展、内転、内旋。よじ登るときには上腕に対して体幹を引き上げる。
肩甲挙筋	C1-C4 横突起の後結節	肩甲骨内側縁の上部	肩甲背神経 (C5) と頚神経 (C3、C4)	肩甲骨の挙上、および肩甲骨の回旋によって肩関節の関節窩を下方へ向ける。
大・小菱形筋	小菱形筋：項靱帯および C7 と T1 の棘突起 大菱形筋：T2-T5 の棘突起	肩甲骨内側縁のうち肩甲棘と下角の間	肩甲背神経 (C4、C5)	肩甲骨を後方に引きかつ回旋することによって肩関節の関節窩を下方へ向ける、肩甲骨を胸壁に固定する。
三角筋	鎖骨の外側 1/3(鎖骨部) 肩峰 (肩峰部) 肩甲棘 (肩甲棘部)	上腕骨の三角筋粗面	腋窩神経 (C5、C6)	鎖骨部 (前部)：上腕の屈曲 (前方挙上) と内旋 肩峰部 (中部)：上腕の外転 肩甲棘部 (後部)：上腕の伸展 (後方挙上) と外旋

第 1 章　総論ならびに機能再建がおこなわれた対象疾患　　5

上腕の筋

筋の名称	起始	停止	神経支配	主な作用
上腕二頭筋	短頭：肩甲骨烏口突起の先端 長頭：肩甲骨の関節上結節	橈骨粗面、および上腕二頭筋腱膜を介して前腕筋膜	筋皮神経（C5、C6）	前腕の回外、そして前腕が回外位のときは前腕を屈曲
上腕筋	上腕骨前面の遠位半	尺骨の鈎状突起と尺骨粗面		すべての肢位で前腕の屈曲
烏口腕筋	肩甲骨烏口突起の先端	上腕骨内側面の中央1/3	筋皮神経（C5、C6、C7）	上腕の屈曲と内転の補助
上腕三頭筋	長頭：肩甲骨の関節下結節 外側頭：上腕骨後面で橈骨神経溝より上 内側頭：上腕骨後面で橈骨神経溝より下	尺骨肘頭の近位端および前腕筋膜	橈骨神経（C6、C7、C8）	前腕の伸展（前腕の主要な伸筋）、長頭は外転位で上腕骨頭を固定
肘筋	上腕骨外側上顆	尺骨肘頭の外側面および尺骨後面の上部	橈骨神経（C7、C8、T1）	上腕三頭筋が前腕を伸展するのを補助、肘関節の固定、回内時に尺骨を外転

前腕屈筋

筋の名称	起始	停止	神経支配	主な作用
円回内筋	上腕骨の内側上顆と尺骨の鈎状突起	橈骨外側面の中部（回内筋結節）	正中神経（C6、C7）	前腕回内、肘屈曲
橈側手根屈筋	上腕骨内側上顆	第2中手骨底		手関節屈曲、外転
長掌筋	上腕骨内側上顆	屈筋支帯の遠位半と手掌腱膜	正中神経（C7、C8）	手関節屈曲、手掌腱膜緊張
尺側手根屈筋	上腕骨頭：上腕骨内側上顆 尺骨頭：尺骨の肘頭と後縁	豆状骨、有鈎骨鈎、第5中手骨	尺骨神経（C7、C8）	手関節屈曲、内転
浅指屈筋	上腕骨頭：上腕骨内側上顆と内側側副靱帯 尺骨頭：尺骨鈎状突起 橈骨頭：橈骨前縁の近位半	母指を除く4指の中節骨体	正中神経（C7、C8、T1）	母指を除く4指のPIP関節屈曲、強い収縮のときMP関節、手関節屈曲
深指屈筋	尺骨内側縁および前縁の近位3/4と前腕骨間膜	母指を除く4指の末節骨底	尺側半：尺骨神経（C8、T1） 橈側半：正中神経（C8、T1）	母指を除く4指のDIP関節屈曲、手関節屈曲補助

（続き）

長母指屈筋	橈骨前面と近接する部分の前腕骨間膜	母指末節骨底	正中神経の枝の前骨間神経 (C8、T1)	母指の指節骨の屈曲
方形回内筋	尺骨前面の遠位 1/4	橈骨前面の遠位 1/4		前腕の回内、深部の筋線維は尺骨と橈骨を結びつける。

前腕の伸筋群

筋の名称	起始	停止	神経支配	主な作用
腕橈骨筋 (1)	上腕骨外側顆上稜の近位 2/3	橈骨遠位端の外側面	橈骨神経 (C5、C6、C7)	前腕の屈曲
長橈側手根伸筋 (2)	上腕骨の外側顆上稜	第 2 中手骨底	橈骨神経 (C6 と C7)	手首で手を伸展し外転（橈屈）
短橈側手根伸筋 (3)	上腕骨の外側上顆	第 3 中手骨底	橈骨神経深枝 (C7 と C8)	
総指伸筋 (4)		第 2-5 指の指背腱膜	橈骨神経の枝である後骨間神経 (C7 と C8)	中手指節関節 (MP 関節) での第 2-5 指の伸展、手首の伸展
小指伸筋 (5)		小指の指背腱膜		中手指節関節 (MP 関節) と指節間関節 (IP 関節) での小指の伸展
尺側手根伸筋 (6)	上腕骨外側上顆と尺骨後縁	第 5 中手骨底		手首で手を伸展し内転（尺屈）
肘筋 (7)	上腕骨の外側上顆	肘頭の外側面と尺骨後面の上部	橈骨神経 (C7、C8、T1)	肘関節の伸展時に上腕三頭筋を補助、肘関節の安定化、回内時に尺骨を外転
回外筋 (8)	上腕骨の外側上顆、外側側副靱帯および橈骨輪状靱帯、回外筋窩、尺骨稜	橈骨近位 1/3 の外側面・後面・前面	橈骨神経深枝 (C5 と C6)	すなわち手掌が前方を向くように橈骨を回旋
長母指外転筋 (9)	尺骨・橈骨・前腕骨間膜の後面	第 1 中手骨底	後骨間神経 (C7 と C8)	母指を外転し手根中手関節 (CM 関節) で伸展
短母指伸筋 (10)	橈骨と前腕骨間膜の後面	母指基節骨底		母指の基節骨に付き、中手指節関節 (MP 関節) を伸展
長母指伸筋 (11)	尺骨と前腕骨間膜の中央 1/3 の後面	母指末節骨底		母指の末節骨に付き、中手指節関節 (MP 関節) と指節間関節 (IP 関節) を伸展
示指伸筋 (12)	尺骨と前腕骨間膜の後面	示指の指背腱膜		示指を伸展、手首の伸展を補助

Grant's ATLAS OF ANATOMY (TWELFTH EDTION) より転載

第3節　診察のポイント

　ここでは一般整形外科診察を除き、麻痺手、あるいは麻痺ばかりでなく外傷による後遺症をはじめ、さまざまな手の障害に対する機能再建に必要な診察について述べる。

1）整形外科のどの疾患でもいえることだが、まず手指、手関節、前腕、肘関節などが自然の形、つまり正常と比べどのような変形、機能障害を持っているか、また日常生活上、どのような支障があるかについて、患者の訴えをよく聴き観察する。

2）1）と関係があるが、どのような筋萎縮 [左右比較]、腫脹などがあるか、皮膚の色はどうかなどをみる。

3）前述のように、患者は日常生活の中でどのようなことが困っているか、そしてどのようにして欲しいか、疼痛、しびれ感の有無など、つまり主訴を聞く。

4）次に医師の手で調べる診察であり、これが診断の最も大切な所見となる。

　a) 皮膚の状態：冷感、熱感、感覚障害とその程度、種類、範囲、圧痛の程度などを調べる。

　b) 各関節の可動域－自動および他動－を調べる。そして徒手筋力テストを行う。これは慎重に、正確でなければならない。作業療法士に任せず術者自身が行うべきであると思う。なぜなら腱移行術を行う際の力源を決めるのは術者だからである。

　c) 疾患が分かり難いことがあるが、そのようなときには筋力テストのほかに握力、ピンチ力を調べ、これが標準値と違っていたり、特に左右差が著しい時には、必ず何か問題があると考えなければならないので、さらに精査する。

　d) 麻痺手診察には筋電図も必要であるが、直接手で触れ、筋力とその種類を慎重に調べるほうがより大切と考える。

第4節　手術のポイント

1）まず整形外科の手術には、すべて解剖が基本であるから、当然これは正確に知っておかなければならない。

2）腱移行術には教科書を読んだだけでは、はじめのうちは分かり難いところがあるので、有能な術者による手術を実際に見学し、また助手をさせてもらい、分からないところの説明を受けるのが良い。そして初心者はメス、鋏の使い方、皮切から軟部組織の展開の仕方など、気の付いたところを忘れないようにするため写真を撮ったり、文字で克明に記録しておくのが良い。綺麗な手術を行えば術後疼痛も少なく、腫脹も発熱も軽度であると思う。

3）皮切は小さくて atraumatic であるに越したことはないが、皮切が小さいために暴力的に扱われることのないように、多少展開が広くなっても正確な手術をするほうが良いと思う。

4）力源の選択は難しいところであるが、一つの筋を力源とすると、その筋の働きはなくなるわけであるから、必ず代償する筋を残さなければならない。例えば長掌筋を力源とする場合、橈側、尺側手根屈筋があれば問題はないし、また環指の浅指屈筋を採取しても深指屈筋が代償するので、多少環指の屈曲力は低下するものの、ほとんど支障を起こさない。

5）筆者が前腕以下の筋は、ほとんど力源となり得ると述べたが、比較的しばしば力源としたものを多い順から挙げてみると、長掌筋、環指（時に中指）浅指屈筋、長、短橈側手根伸筋、特に長橈側手根伸筋、腕橈骨筋、長母指外転筋、小指伸筋、固有示指伸筋、円回内筋、橈側手根屈筋、尺側手根屈筋などである。なお長、短橈側手根伸筋と並んで supernumerary muscle（Zancolli）が認められる（筆者の調査では約10％あった）ことがあり、この筋は細いが独立した神経支配を持っているので、高度麻痺例には力源として使うことが出来るということを知っておいたほうが良い。筆者は頚損麻痺手、3〜4例に力源として使い、良好な結果が得られた経験がある。他にも破格筋があれば、同様に利用することも可能である。もちろん、これらの筋は後述するように麻痺の型、レベル、拘縮の

程度などにより適切な選択をするべきであろう。そして基本的には前腕以下の
ほとんどすべての筋は、力源とすることが可能と考えて良いと思う。

6）手術の時期：創を伴う外傷による神経損傷は別として、それ以外の神経損傷
あるいは麻痺が生じてから、どのくらいしてから手術に踏み切るべきかを決め
るには難しいところであるが、筆者は、おおよそ6カ月を目処としている。患
者の希望もあるが、それまではリハビリテーションを中心とした治療を行い、
回復を待つのが良いのではないであろうか。

第 2 章

麻痺の分類と手術術式

第1節　末梢神経麻痺の分類

1）はじめに

　　筆者は、かつて国立ハンセン病療養所大島青松園の入所患者 540 名のうち、289 名（64％）、578 手の徒手筋力テストを行ったところ、いろいろな麻痺の型があることが分かった。そしてこの筋力テストを基にして作った末梢神経麻痺の分類は、正中・尺骨・橈骨神経、さらにこれを高位、低位麻痺に組み合わせ右記のように 25 の型を考えた。（表1）

2）上肢末梢神経麻痺の分類

　　前腕以下の麻痺をその筋力の程度により、おおよそ下記のように高位麻痺、低位麻痺に分け、さらにこれを正中、尺骨、橈骨神経を組み合わせて分類した。

　a) 正中、尺骨神経の低位麻痺：内在筋の麻痺

　b) 正中、尺骨神経の高位麻痺：手指の各関節、および手関節を屈曲させる筋および前腕に起始部がある筋などの麻痺

　c) 橈骨神経低位麻痺：手指の MP 関節を伸展させる筋の麻痺

　d) 橈骨神経高位麻痺：手関節を背屈させる、肘部、上腕骨遠位部に起始部のある筋の麻痺

麻痺の分類（表 1）

【末梢神経麻痺の分類】

Low MNP
Low UNP
Low RNP
High MNP
High UNP
High RNP
Low MNP + Low UNP
Low MNP + High UNP
Low MNP + Low UNP + Low RNP
Low MNP + Low UNP + High RNP
Low MNP + High UNP + Low RNP
High MNP + Low UNP
High MNP + Low UNP + Low RNP
High MNP + High UNP
High MNP + High UNP + Low RNP
High MNP + Low UNP + High RNP
High MNP + Low UNP + Low RNP
Low MNP + Low RNP
High MNP + High RNP
Low MNP + High RNP
High MNP + Low RNP
Low UNP + Low RNP
High UNP + Low RNP
Low UNP + High RNP
High UNP + Low RNP

MNP:Median Nerve Palsy
UNP :Ulnar Nerve palsy
RNP :Radial Nerve Palsy

（ハンセン病による麻痺手、578 手の MMT より作った分類）

（雑誌：整形外科、28 巻、13 号、第 1 回国際手の外科学会、ロッテルダム、1980 年）

3）腱移行術を行う前に考慮しなければならないこと

　　a）徒手筋力テストを正確に行うこと（腱損傷の場合難しいこともある）。

　　b）力源として用いる筋の筋力は、原則として筋力4以上であること。ただし麻痺が高度の場合には、筋力3であっても、バランスをとるためにこれを力源とすることもある。

　　c）拘縮のない手を選ぶこと。拘縮があれば理学療法により、できるだけ拘縮の除去、軽減を行うこと。それでも拘縮の軽減が得られなければ再建と同時に、あるいは二期的手術により拘縮を軽減させること。

　　d）腱移行術を行う場合、力源として用いる筋の欠損により、全体として大きな機能低下が生じないようあらかじめ計画すること

　　e）高位の麻痺のため力源とする筋がわずかである場合には、手の機能全体を考え最低限、hook、pinch、grip の機能が得られるよう腱固定、関節固定を同時に行う必要がある。

　　f）年齢、職業、性、さらに他の障害についても考慮すること。

第2節　麻痺型と手術の計画

　以上のような麻痺の型を考えると、中心は橈骨、正中、尺骨神経麻痺によって起こる筋力低下、消失に対してはどのような力源を使ったら良いか、1つの力源で良いか、あるいは2～3つの力源が必要か、さらに腱固定、関節固定を同時に行うべきか、一期的手術が可能か、二期的手術のほうが確実か、あるいは植皮が必要となるかなど、麻痺が複雑となると、いろいろなことを考えなければならなくなるのに役に立つと思う。そして最終的には徒手筋力テストにより麻痺の型が決まり、術式も計画されるものと考える。

　参考までに、以下は筆者がかつて国立ハンセン病療養所長嶋愛生園、大島青松園で経験した症例および術式であるが、これらも上記筋力テスト、麻痺の分類を考えながら行ったものであるので紹介する。

機能再建術の内訳（総数418手）	
母指対立：浅指屈筋移行	186手
母指対立小指伸筋移行	3手
長橈側手根伸筋移行	8手
円回内筋移行	3手
短母指伸筋移行	1手
腱固定	2手

鉤爪変形矯正手術	
Extensor Many Tailed Graft of Brand	111手
Extensor to Flexor Many Tailed Graft of Brand	30手
Fowler法	6手
Bunnell変法	15手
腱固定	1手
高位橈骨神経麻痺再建（腱移行）	8手
低位橈骨神経麻痺再建（腱移行）	10手
高位正中・尺骨・橈骨神経麻痺再建（腱移行）	3手
高位正中・尺骨神経麻痺再建（腱移行）	12手
高位正中・尺骨神経麻痺再建（腱固定）	3手
高位正中神経麻痺再建（腱移行）	2手
高位尺骨神経麻痺再建（腱移行）	14手

第3章

末梢神経障害、筋の外傷、
麻痺性疾患あるいは
頚髄損傷による
麻痺手の再建について

第1節　はじめに

　正中、尺骨、橈骨神経にはそれぞれ支配する筋があるので、それぞれの神経麻痺による機能低下、消失によって麻痺の種類が分かるが、筋の挫滅、瘢痕化、腱の損傷、癒着などにより麻痺と同様な機能消失を来たすことがある。例えば、前腕背側の筋腹の高度損傷、瘢痕化がある場合、橈骨神経麻痺に対する再建と同様な対策が必要であるし、また掌側の筋、腱の損傷、神経内科疾患で手指の屈曲不能である場合も正中、尺骨神経麻痺に対する再建と同様な手術計画を立てなければならない。つまり、手の機能再建には総合的な知識と技術が必要であるということである。しかしその基礎となるのは正中、尺骨、橈骨神経単独麻痺に対する再建の知識と技術であることに変わりはない。

第2節　麻痺型と実際の手術計画

　前腕以下の神経障害、筋、腱の損傷、瘢痕化、癒着、腕神経叢の部分損傷、あるいは頸髄神経根麻痺、頸髄症などについて筋力を丁寧に調べることにより、その筋力の程度により麻痺の型が決められる。例えば、頸椎症性神経根症による下垂手であれば橈骨神経麻痺に、相当するとか、乳癌手術後の放射線治療による高位正中、尺骨神経麻痺とかであれば、前述の25型のいずれかに近いか、それに相当すると考えることも出来る。他方麻痺の型により、おおよその再建の方法が決まってくるので、腱移行術の計画を立てやすくなると思う。

　以下に代表的疾患を挙げながら、具体的方法について解説する。

（1）末梢神経障害による麻痺手

1）低位正中神経麻痺に対する手術

手根管症候群および腱、神経損傷

■ 手根管症候群

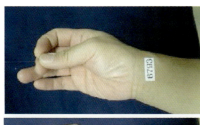
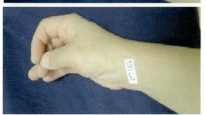
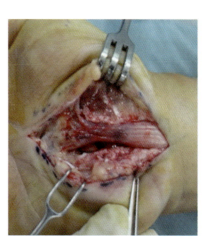

図1
【45歳 女性 農業：術前の状態】
・著明な母指球の筋委縮
・つまみ動作困難
・ピンチに力が入らない

図2
手術所見
手根管解放のみ、著名な正中神経絞扼

図3 術後6カ月の状態
- 母指球筋萎縮の回復が認められ、ピンチにも力が入るようになった。

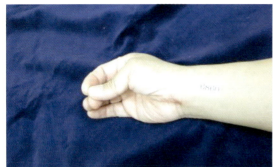
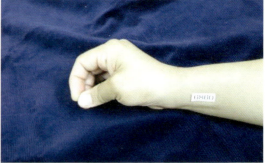
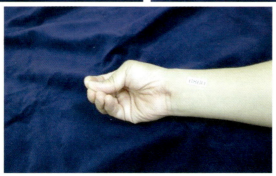

A）手根管開放術

主症状：母指対立、つまみ動作の障害、母、示、中、環指のしびれと知覚障害

　外見上、母指球の萎縮がないか、あるいはごく軽度の場合には、手根管開放術のみでよく、さらに筋萎縮が高度であっても年齢が若く、腱移行術を希望しない場合には、術後6カ月から1年も経てば、有用な手に回復することが多いので腱移行術を行う必要はないと思う。

(1, 2, 3)

図4　手根管症候群(Camitz法)

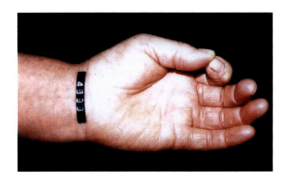
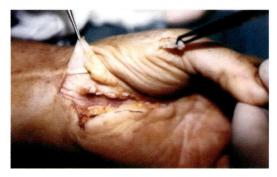

【母指球筋萎縮中程度の場合】　母指対立不十分

PLを中枢まで剥離し、皮下を通してそのまま母指へ移行。次第に橈側に移動しやすい

B) 母指対立再建術：(手根管症候群の場合)

手根管症候群には次のように行っている。

a) Camitz 法（長掌筋を力源とする方法）

　　長掌筋を手掌腱膜を少し長く、やや末梢を広くつけたまま採取し、これを reroute して、皮下を通し母指へ移行し、MP 関節の少し末梢で長母指伸筋腱へ縫合する。この場合手関節は掌屈位とし、縫合時の腱の緊張は強くする。いわゆる、Camitz 原法ともいうべきものであろう。　　　　　　　　　　　　　（4）

■ 術前の状態（母指球の萎縮）

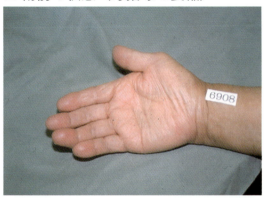

図5　87歳 女性、主婦

箸が使えない、書字不能
茶碗、コップが持てない
小さな物をつまめない

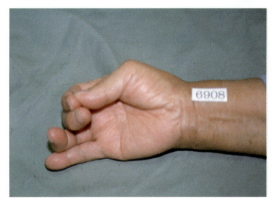

図6

母指対立不十分

図7　Camitz 変法

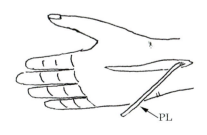

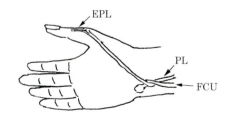

図 8

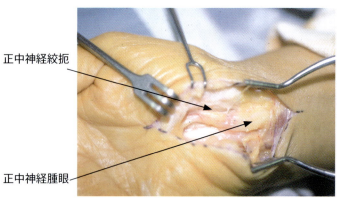

正中神経絞扼

正中神経腫瘤

図 9
長掌筋腱を尺側手根屈筋腱の
下をくぐらせ母指へ移行

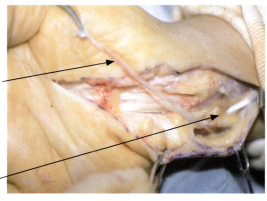

長掌筋

尺側手根屈筋

図 10
長掌筋腱を長母指伸筋腱へ縫合

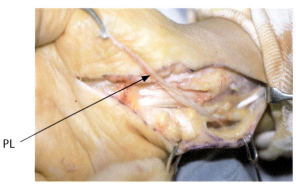

PL

図 11
術直後の状態

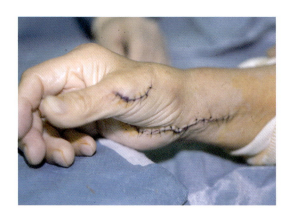

■術後の状態

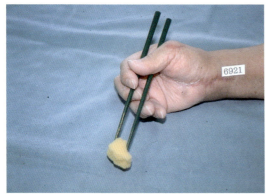

図 12
術後の状態、箸を使える、書字可能、編物可能

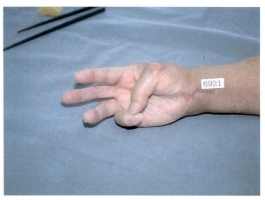

図 13
母指が小指まで届く

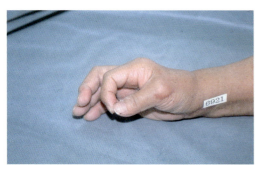

図 14
小さな物をつまめる

b) Camitz 変法

ⅰ) Camitz 原法では pulley がないので、移行腱は次第に橈側に移動しやすく、その結果、対立の働きも減退するので、尺側手根屈筋腱の下をくぐらせ橈側に反転し母指へ移行することが多い。　　（5, 6, 7, 8, 9, 10, 11, 12, 13, 14）

ⅱ) 尺側手根屈筋腱を末梢から一部裂いて pulley を作り、この中に長掌筋腱を通し母指へ移行する。ただしこの場合、移行筋腱の長さが足りなくなることが多いので、橈側手根屈筋腱を少し裂いて移植腱を作り、これを長掌筋腱に縫合、延長することもある。

なお、a) は母指球の筋萎縮が中等度にみられるも内転拘縮のない場合、b) は母指球の筋萎縮が強く、また母指内転拘縮が軽度にみられる場合に行った。

c) 環指浅指屈筋を力源とする方法

手根管症候群でも母指球筋萎縮高度で経過の長い場合

手根管症候群のような手根管開放のみで、回復する可能性のある疾患の場合は、たとえ母指球の筋萎縮が中等度であっても、また年齢が若ければ筋萎縮が高度であっ

ても浅指屈筋を力源とする必要はないが、高齢で経過も長く、筋萎縮、母指内転拘縮も強い場合には、浅指屈筋を力源とするのが良いと思う。　　　　　　　　　　（15）

　一般的に浅指屈筋を力源とする適応があると考えられるものは
　　ア）正中神経低位麻痺の期間が相当に長く、したがって母指の内転拘縮が強い場合
　　イ）年齢層が高く経過が長く、かつ母指球の筋萎縮が高度である場合
　　ウ）母指内転拘縮の強い場合　　　　　　　　　　　　　（15, 16, 17, 18, 19）
　　エ）長掌筋が先天的に欠損しているとか、これに近い症例に対しても環指の浅指屈筋を力源としても良いと思う。

図15　環指浅指屈筋を力源とした症例

症例：88歳、男性、農業
初期症状の時期は明白でないが、10年近く前からネクタイを締められなくなり、ボタンもかけられなくなった。しびれ、痛み発生の時期ははっきりしない。しかし日常生活から本人および家族の記憶をたどってもらうと20年くらいは経過しているらしい。
2014年5月当科初診。
初診時所見：両側母指球筋委縮著明、母指対立、ピンチ不能、内転拘縮著明、母～環指橈
　　　　　　側知覚鈍麻著明（脱失に近い）
　　　　　　　　Tinel's sign(－)
ADL：書字、箸使用不能、ボタンがかけられない、片手でコップや茶碗を持てない

■ 術前の状態

図16　術前の状態

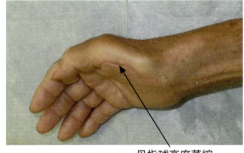
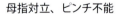
母指球高度萎縮

母指対立、ピンチ不能
つまむことが出来ない、書字不能、箸を使えない、ボタンをかけられない、コップを持てない、ほとんど物を持つことが出来ない。

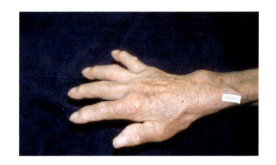
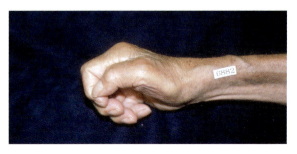

24

■ 術中

図17　2014年8月手術

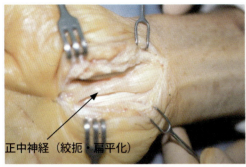

正中神経（絞扼・扁平化）

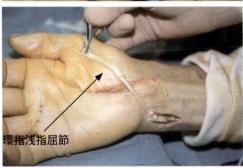

環指浅指屈筋

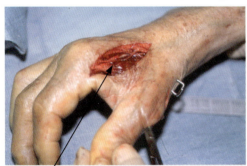

母指内転筋・骨間筋切離

術式：右母指対立再建（環指浅指屈筋移行）
　　　母指内転拘縮解離
　　　遊離植皮

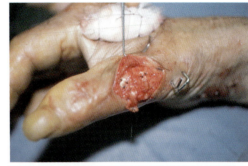

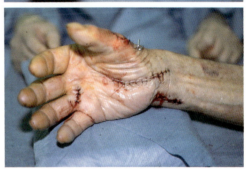

対立再建後の状態

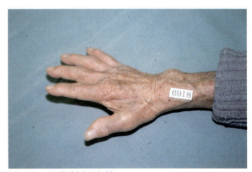

図19　母指外転改善

■ 術後4カ月の状態

書字可能、箸も使える。ボタンもかけられる、コップも片手で持つことが出来る。

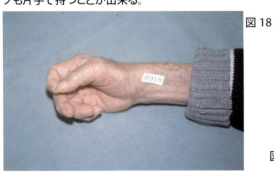

図18

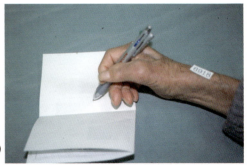

図20

手術方法（環指浅指屈筋を力源とする場合）

　環指の浅指屈筋を屈曲させて基節骨中央付近で切断、これを前腕末梢部に引き出す。なおこの時、切断端に糸をかけてから腱を引き出すようにすると、切離が不十分で引き出し難い時など処置がやりやすい。そして尺側手根屈筋腱の末梢部を中枢から裂き、末梢に反転してつくった pulley に通してから皮下を経過させて母指に移行する。母指では移行腱を末梢から 2 本に裂き、1 本は MP 関節の末梢で長母指伸筋腱へ、他の 1 本は MP 関節の中枢で同じく長母指伸筋腱へ縫合する（津下法）。この方法は長母指伸筋腱が尺側に転位したり、MP 関節に不安定性のある場合にはよいが、術後母指 IP 関節に屈曲制限を生じる傾向がある。MP 関節に支持性があり、かつ拘縮の少ない場合には、単純に移行腱を長母指伸筋腱の 1 カ所、あるいは短母指外転筋筋膜のできるだけ末梢に縫合しても良いと思う。

　この時、移行筋の縫合時の緊張が大切であるが、手関節を約 45°掌屈位としあまり強くない程度が良い。もちろん、内転拘縮のある場合は少し強くする。またこのような場合、母指内転筋筋膜、一部骨間筋筋膜を尺側寄りの所で切離するほうが良いと思う。

　d）小指伸筋を力源とする方法
　　手指屈筋腱損傷が高度で、正中神経損傷が合併している場合
　正中神経損傷に手指屈筋損傷が高度で合併し、正中神経縫合術を行って 6 カ月〜1 年経過しても回復の傾向が認められない場合、そして浅指屈筋を力源として使うことの出来ない場合には、この方法を行うと良い結果が得られる。

手術方法 (21)

　小指の伸筋の尺側の腱を MP 関節の末梢で切離、これを手関節の中枢、5 〜 6cm の部位に引き出し、これを尺骨の尺側から皮下を通して掌側に回し母指へ移行する。この時の要領は小指伸筋の筋腹を十分出すことと、手関節掌側近位部から母指を対立位とした時、まっすぐに皮下を通して母指 MP 関節に移行腱を向かわせることである。なお、腱縫合時の緊張は手関節を軽度掌屈位とし、中等度の緊張とする。手関節のダイナミックな働きがあり、緊張が強すぎるため内転が不可能となってはいけないからである。移行腱を長母指伸筋腱に縫合するのは、ほとんど津下法に従っている。なお、小指伸筋腱近位端を少し長く残し、これを環指伸筋腱に縫合しておくと、術後、小指伸展制限を防ぐことが出来る。

　症例：正中神経、屈筋腱損傷後、4 カ月して当科受診、神経縫合を行うも、母指球筋萎縮はわずかしか回復せず、浅指屈筋の損傷も強かったので、小指伸筋を力源とする母指対立再建術を行った。 (21, 22, 23)

図21　正中神経損傷（屈筋腱損傷を伴う）

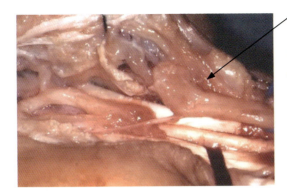

正中神経

正中神経断裂術中所見
（損傷後4カ月）

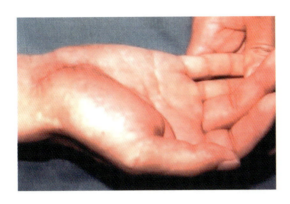

神経縫合後、母指球の筋萎縮

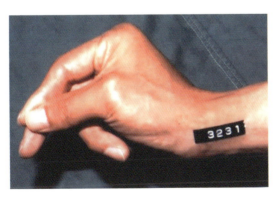

pinchに力が入らない

図 22　小指伸筋を力源とする場合

適応：屈筋の損傷が強く浅指屈筋を力源として使えない場合には、この方法を行うと良い結果が得られる。

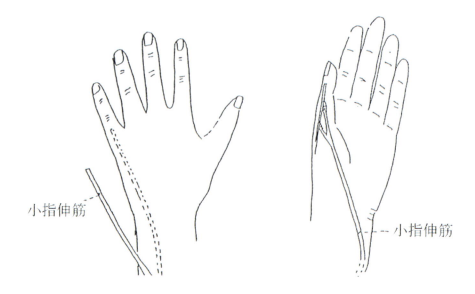

図 23　小指伸筋を力源とする母指対立再建術

EDM を小指背側から切離、前腕背側に引き出す

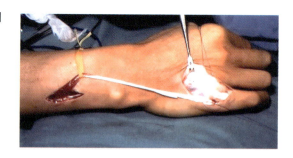

EDM を前腕尺側をまわして母指へ移行、末梢端を 2 尾として MPJ の中枢、末梢で EPL へ縫合 (津下法)

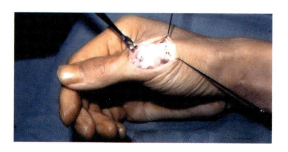

2）低位尺骨神経麻痺に対する手術

疾患：肘部管症候群、肘部外傷、骨折変形治癒など

主症状：環指尺側、小指掌側、手掌尺側の知覚障害、母指内転筋、骨間筋萎縮、Froment's sign(＋)、つまみ力の減退、環指、小指の鉤爪変形、ただし肘関節部骨折変形治癒後放置、これが長期間、例えば10年以上に及ぶ場合には示、中、環、小指におよぶことがある。

術式：

A）鉤爪変形矯正

a）lasso法（Zancolli）

環、小指の変形矯正のためには良い方法と思う。力源は長掌筋－筋力が弱ければ環指浅指屈筋－を長目に手関節掌側で切離、これに移植腱をもって延長し2尾とする。手掌腱膜をつけたまま、長くこれを採取しても良いが、手掌腱膜の先端がバラバラとなり正確な縫合がし難い。先端を2尾とした長掌筋腱を、手根管の中を通し小指MP関節の掌側に引き出し、さらに腱鞘A1の中をくぐらせ中枢方向に反転、移植腱をループ状として縫合するものである。この時の縫合時の緊張はできるだけ強い方が良い。この方法は、腱鞘A1が中手骨の遠位と基節骨の近位にまたがって付着しているので、腱鞘A1を中枢方向に牽引させると、これによってMP関節の伸展が抑制され、その結果伸筋腱の中枢方向への牽引力は、MP関節を伸展させずPIP関節を伸展させることになるという理論である。それ故、縫合時の腱の緊張は強くしなければならないことになる。Dr.Omerは腱鞘A2にlasso法を行う方が良いと述べているが、A1でも間に合うように思われる。しかし筆者の経験では、この方法は手指に屈曲拘縮のない場合には良い成績が得られるが、拘縮のある場合には満足できる成績が得られなかった。もし正中、尺骨低位麻痺による鉤爪変形矯正に対して行うならば、浅指屈筋を力源とした方が良いと思う。

b）Brand法

Extensor Many Tailed Graft および Extensor to Flexor Many Tailed Graft

正中、尺骨神経麻痺合併例を最も多く行ったが、尺骨神経麻痺でも長期間－10～20年も経過すると示指から小指までが鉤爪変形を生じることがあり、しかも大抵屈曲拘縮を伴っている。このような場合には、矯正力がlasso法より強いBrand法のほうが良いと思う。ここでは筆者が最も多数例に行ってきたExtensor Many Tailed Graftについて述べる。

方法：長（あるいは短）橈側手根伸筋を手関節背側で切離。これを前腕背側に引き出し、伸筋支帯の中枢でストリッパーで採取した足底筋腱を二つ折りにして、長橈側手根伸筋腱とBrandによる埋没縫合を行い、さらに2本となった移植腱の末梢を裂いて4尾とし、これらを示指から小指までの橈側のlateral bandに縫合する方法である。この手術のポイントというべきことを挙げると

 ⅰ）移植腱を長橈側手根伸筋腱に埋没縫合するとき、腱端を移植腱で完全に包み込んでしまうこと。
 ⅱ）移行腱は伸筋支帯の上を通し、lateral bandへ縫合する際にはMP関節を十分屈曲させ、腱移行鉗子をlateral bandのところからMP関節の掌側に向けて挿入し、deep transverse metacarpal ligamentの掌側から中手骨骨間を通して手背に出し、移植腱をつまんでlateral bandのところは引き出すこと。
 ⅲ）移行鉗子を無理に挿入しない。MP関節を屈曲させて挿入すれば大した抵抗なく骨間から手背に出せるはずである。なお腱縫合時の緊張は強めのほうが良い。筆者の経験では、Brand法で縫合時の緊張が弱いと不満足の結果であったことが多く、強くて結果が悪かった記憶がない。

またExtensor to Flexor Many Tailed GraftではMP関節屈曲に力が入り、手関節の動きもdynamicに作用するなど利点もあるが、筆者の経験した原法（前者、約110手）と後者（約30手）と比較してあまり差を感じなかった。

移植腱としては、ほとんど足底筋腱を用いているが、欠損している場合には長掌筋腱、アキレス腱の一部、足趾伸筋腱などを用いた。どうしても適当な移植腱がない場合には、筆者に経験はないが下肢の薄筋を4尾として用いても良いかもしれない。

図24　Brand法

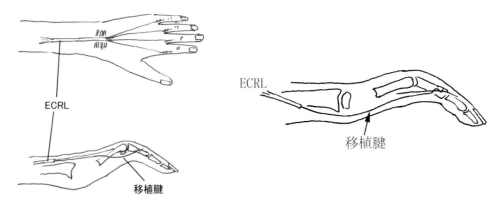

図25 Brand埋没縫合

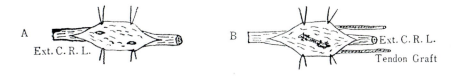
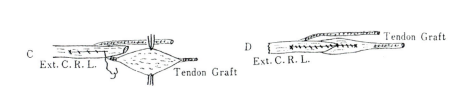

A:Ext.C.R.Lを開き、メスで中枢部および末梢部の2カ所へ穴をつくる。
B:その穴へTendon Graftを貫通させExt.C.R.Lの内部で縫合。
C:末梢部の穴から出したTendon Graftをピンセットで膜状に開き、
D:中枢部より腱の断端を露出させないように埋没縫合する。

図26 Brand式埋没縫合法

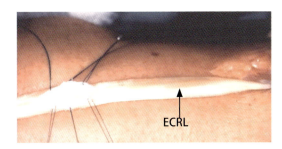

ECRL(B)を開いて広げる

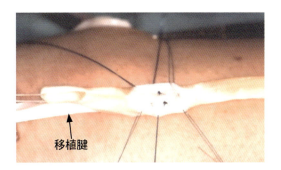

移植腱をECRL(B)に通して腱内部で縫合

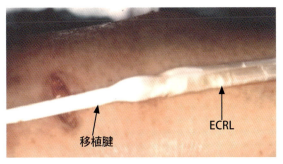

連続縫合で移植腱を包み腱の断端が出ないようにする

c）Fowler 法

この他、小指伸筋を力源とする Fowler 法を行ったこともあるが、小指伸筋による lateral band の緊張と小指の伸展力とのバランスがうまく出来ず修正手術を行ったことがあった。また正中、尺骨、橈骨神経麻痺合併例に Bunnell 変法を行ったこともあるが、現在はいずれも行っていない。

B）Neviaser 法（示指尺側変位の矯正）

尺骨神経麻痺では骨間筋筋力が低下するので、示指は尺側変位をきたしやすい。したがって母指内転が再建されても、示指に支持性が得られなければ、ピンチ力は不十分となる。ここで示指骨間筋の再建の必要が生じる。

C）母指内転再建

症例：71 歳、男性

経過：14 歳の時、転倒、右上腕骨橈側上果骨折、接骨師の治療を受ける。17 ～ 18 歳のころ野球をやったが、少しボールを投げすぎると右肘関節が腫れ、痛くなった。そして次第にボールをしっかり握れなくなった。いつごろからか分からないが、右手の筋萎縮に気付く。

そして 1 年くらい前から箸使用、書字困難となり、フォークを使い食事するようになった。

2013 年 10 月、当科初診：右示、中、環、小指、すべてが鉤爪変形、母指内転筋、骨間筋筋萎縮著明、環指の尺側、小指、手掌尺側高度知覚鈍麻あるも、母指球の萎縮なく知覚も母、示、中、環指橈側正常、母指対立可能だが、ピンチに力が入らない。右肘関節軽度外反、尺骨神経、チネル徴候 （＋）

術式： i ）尺骨神経前方移動術

　　　 ii ）母指内転再建術

　　　 iii ）示指尺側偏位矯正（Neviaser 法）

　　　 iv ）鉤爪変形矯正（Brand 法）

i ）尺骨神経前方移動術

肘部尺骨神経溝の上を中心に上腕から前腕掌側に向け弧状切開、尺骨神経は constricting band によって絞扼され、その中枢では著明に腫脹していた。band を切開し神経を中枢、末梢筋内まで十分開いて前方に移動、その上に中枢に反転した尺側手根屈筋筋腹の一部をもって覆った。

ii ）母指内転再建

長掌筋腱をできるだけ末梢で切離、これに移植腱を縫合、延長し末梢腱端を手根管内を通して母指MP関節内側に引き出し、母指内転筋付着部に移行縫合した。また、浅指屈筋腱（主として環指）を手掌末梢で切離し、これをいったん手根管の中枢に引き出し、ここから手根内を通し、母指の内転筋付着部へ移行縫合

した（図 38 参照）。

iii）Neviaser 法

長母指外転筋の 3 本の中の 1 本を付着部で切離、これを筋腹が十分出るまで剥離、動きの状態を確認する。そしてこの腱端に他の長母指外転筋の腱を裂いて移植腱を作り縫合、延長し、皮下を通して示指 MP 関節近位部橈側に引き出し第 1 背側骨間筋筋膜に縫合する。この際注意すべきことは、長母指外転筋筋腹を十分に剥離し、牽引してその動きを確認すること。背側骨間筋に縫合した時、示指を側方に動かしてみて、やや抵抗を感じるくらいが良いと思う。筋腹を十分に剥離せずに移行すると腱固定と同様な結果となる恐れがある。（Neviaser 法）

iv）鈎爪変形矯正手術（Brand 法）

鈎爪変形矯正の力源としては長橈側手根伸筋を使った。すなわち同腱を付着部近くで切離、これを中枢に引き出し、採取した足底筋腱を 2 つ折りにして前腕末梢部で Brand による埋没縫合を行い、2 本となった移植腱をさらに 2 つに裂き 4 尾とし示、中、環、小指橈側の lateral band に縫合した。（Brand 法）

術後 1 年 1 カ月経過した時点では、術前、箸を使っての食事、書字など不能であったものが、母指、示指が安定し、つまみ力が増加したので箸使用、書字も可能となり、農業もやりやすくなったという。ただし、lateral band に縫合した時の緊張が弱かったのと、手指に拘縮があったため鈎爪変形矯正が不十分であった。

本例は尺骨神経麻痺ではあるが、発症後 50 年以上も経過しているので、正中神経は正常と考えられるが、虫様筋を補助する骨間筋が完全に萎縮したため虫様筋の筋力も衰え、その結果、示、中、環、小指に鈎爪変形となり、強い拘縮も生じたものと考えられる。

3）正中、尺骨神経低位麻痺合併例に対する手術

A）肘部管症候群＋手根管症候群合併例

このような場合、特に肘部管症候群による鈎爪変形は尺骨神経前方移動術を行っても、感覚の改善はみられるものの筋萎縮は容易には回復しない。両神経が麻痺した場合には手は非常に不自由となるので、どうしても機能再建により手の機能を回復させる必要がある。

両神経麻痺に対する機能再建手術は一期的に可能であるが、肘関節形成術を含めると相当長時間を要するので、二期的に行っても良い。また手術の術式は多いが、少なくとも母指対立再建と鈎爪変形矯正は行うべきであろう。正確に手術を行えば、

見違えるほど機能の改善が得られ、患者の満足度は高いはずである。

症例：80歳、女性、右肘部管症候群（変形性肘関節症）＋右手根管症候群合併

主訴：右手の不自由

初診時所見：右母指球筋萎縮、母指対立不能、正中神経 Tinel's sign（＋）、Phalen test（＋）、肘関節屈曲130°、伸展－15°、知覚障害は全指に（＋）、母指示指間筋萎縮（＋）、示、中、環、小指、鉤爪変形屈曲拘縮軽度、尺骨神経 Tinel's sign（＋）、握力右6.4Kg、左15.2kg、ピンチ力右1.5kg、左4.0kg

平成21年から右母〜中指のしびれを自覚、次いで右小指のしびれが出現、骨間筋、小指外転筋萎縮に気付く。平成24年1月から右手の力がなくなり、箸使用、書字不能となった。2月、当科初診。

図27　初診時所見

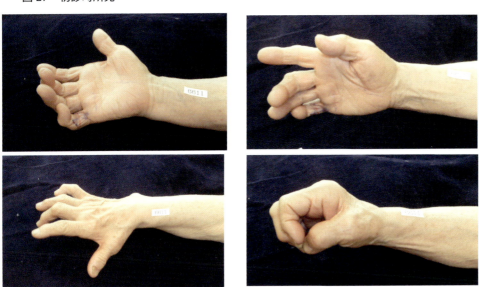

術式：a）尺骨神経前方移動術、肘関節形成術
　　　b）長母指外転筋移行術（Neviaser法）
　　　c）環、小指鉤爪変形矯正（lasso法）
　　　d）手根管開放術、母指対立再建（Camitz法）

図 28　鉤爪変形矯正法（Zancolli）

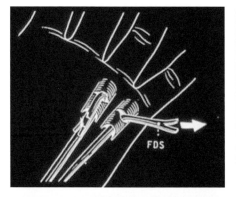
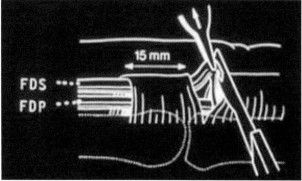
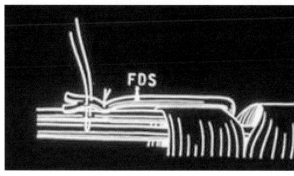

Lasso 法としては腱鞘 A1 に腱をひっかける（Zancolli）方法と
腱鞘 A2 に腱をひっかける（Omer）方法がある

図 29　示指尺側偏位の矯正
・尺骨神経麻痺では、骨間筋筋力が低下するので示指は尺側偏位を来たしやすい。したがって母指内転が再建されても、示指の支持性が得られなければピンチ力は不十分である。ここで示指骨間筋の再建の必要が生じる。

【Neviaser 法】

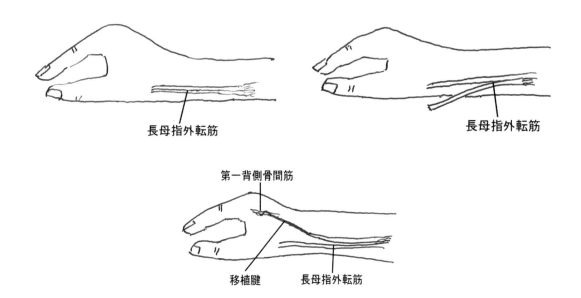

図30　尺骨神経前方移動術、肘関節形成術

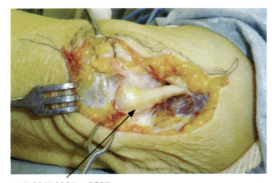

尺骨神経絞扼・腫脹

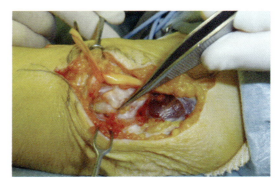

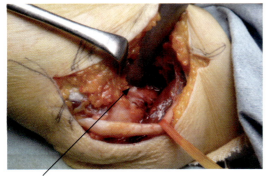

肘関節形成

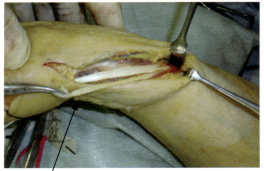

尺骨神経前方移動（Learmonth 法）

図31　長母指外転筋移行術 + 腱移植（Neviaser 法）

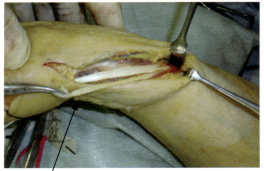

長母指外転筋

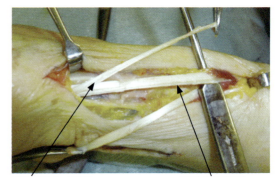

移植腱として採取　　　　長母指外転筋

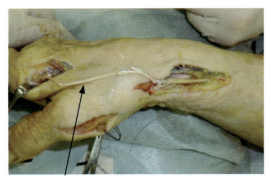

移植腱で延長

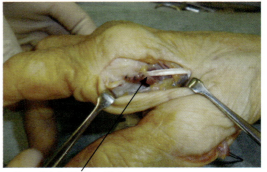

第1背側骨間筋へ縫合

手術所見

a）尺骨神経を尺骨神経溝からはずし、中枢から円回内筋、橈側手根屈筋の上を橈側に移動させるが、末梢では深指屈筋、尺側手根屈筋を支配する branch があるので注意しなければならない。そのためしばしば屈筋を神経とともに尺骨から切離し、前方移動する必要が生じる。また最近は尺骨神経が尺骨神経溝に再び落ちこまないように筋腹を一部裂いて pulley のようにし、神経を覆うようにしている（Learmonth 法）。この症例では肘屈曲制限があったので、尺側から侵入し関節形成を行った。

b）次に前腕の末梢、橈側を開き長母指外転筋を展開、その中のなるべく筋腹の長い腱を分離、これを付着部で切離、筋腹が十分出るまで剥離し、牽引してみてその動きを確認する。これを確実に行わないと、術後腱固定と同じことになってしまうことがある。さらに先端に移植腱（他の長母指外転筋の筋膜を裂いて移植しても良い）を縫合延長し、皮下を通して示指橈側に引き出し、第1背側骨間筋に縫合する。この時も縫合後、示指を尺側に動かし、軽い抵抗があるくらいとすると良いと思う（Neviaser 法）。

c）鉤爪変形に対する矯正：環指を屈曲させて浅指屈筋腱を切離、これを2尾とし前腕末梢部に引き出す。鉤爪変形が中、環、小指であれば3尾とすればよい。これらを手根管を通してそれぞれの指の基部掌側に引き出し、腱鞘 A1 の中を通して中枢に反転、強く緊張させて同腱に縫合する（lasso 法）。

d）最後に手根管を開放し Camitz 法を行ったが、縫合時の長掌筋の緊張が足りなかったのと、80歳という年齢を考えて、長掌筋を尺側手根屈筋の下をくぐらせ母指へ移行し、緊張をもう少し強くすべきであった。

それでも術後9カ月では、握力右 14.6kg、左 19.0kg、ピンチ力右 2.6kg、左 3.2kg、箸使用、書字、針仕事、包丁使用可能となり、患者の満足度は高かった。　　　（34）

図32　環・小指鉤爪変形矯正（lasso 法）

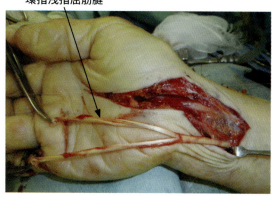
環指浅指屈筋腱

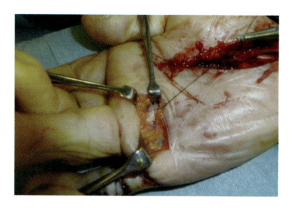

前頁　図lasso法の続き

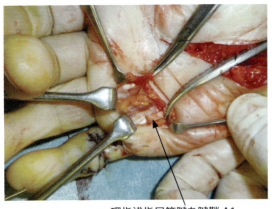

環指浅指屈筋腱を腱鞘A1
にひっかける

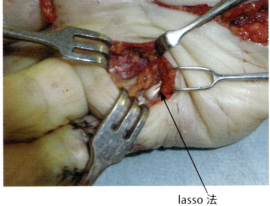

lasso法

図33　手根管開放術、母指対立再建（Camitz法）

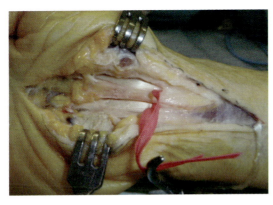

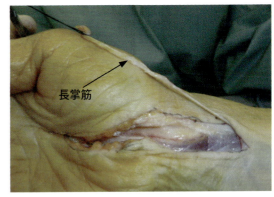

長掌筋

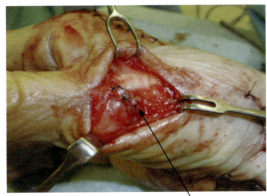

長掌筋を長母指伸筋腱へ縫合

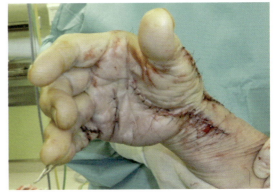

術直後の状態

図34 術後9カ月

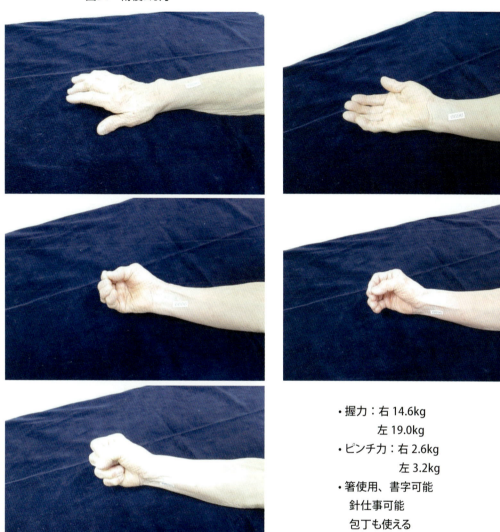

・握力：右 14.6kg
　　　　左 19.0kg
・ピンチ力：右 2.6kg
　　　　　　左 3.2kg
・箸使用、書字可能
　針仕事可能
　包丁も使える

B) 外傷による正中、尺骨神経、手指屈筋腱損傷の場合

　上記のような症例はその程度、種類は様々であるので、それぞれに応じた手術法が考えられるが、次のような再建例もある。

症例：33歳、男性

　正中、尺骨神経損傷＋手指屈筋腱損傷

　仕事中、前腕末梢部を機械に挟まれ受傷、神経縫合され知覚はかなり回復したが、手内筋は回復せず6カ月以上経過して紹介された。

症状：母指球、骨間筋萎縮、母指対立、つまみ動作困難

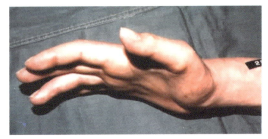

図35
右正中・尺骨神経損傷及び屈筋腱損傷

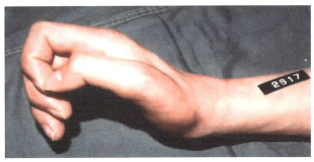

術式：a) 母指対立再建－力源は小指伸筋、浅指屈筋
　　　　b) 母指内転再建－力源は長掌筋
　　　　c) 鉤爪変形矯正－lasso法：力源は環指浅指屈筋
　　　　d) 屈筋腱剥離

図36　正中・尺骨神経損傷及び屈筋腱損傷合併例

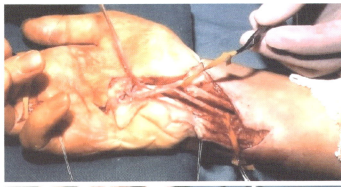

右中、環指浅指屈筋腱癒着
損傷の少ない中指浅指屈筋腱を剥離、環指浅指屈筋腱は遊離。

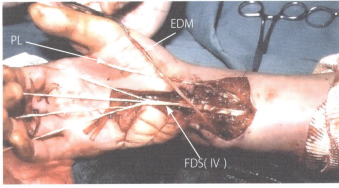

1) 環指浅指屈筋腱断端に足底筋腱を2つ折りにして縫合、4尾としてlasso法を行う。
2) 長掌筋は腱移植し延長、母指内転筋付着部へ移行。
3) 固有小指伸筋は前腕尺側を回して母指へ移行。

手術：右中、環指屈筋の損傷はみられたが、損傷の少ない中指浅指屈筋腱は剥離、環指は遊離する。そして次のように行った。

ⅰ）環指浅指屈筋断端に採取した足底筋腱を2つ折りにして縫合、これを4尾としてそれぞれ示、中、環、小指の腱鞘 A1 にひっかけて縫合する lasso 法を行った。

ⅱ）長掌筋は移植腱をもって縫合、延長し、これを母指内転筋付着部縫合した。

ⅲ）浅指屈腱の損傷が強かったので、小指伸筋を小指 MP 関節の背側で切離し、これを前腕背側に引き出し、尺側から掌側に回して母指へ移行した。長母指伸筋腱への縫合は津下法により行った。

術後、3カ月の状態は母指対立、つまみ動作、示、中、環、小指の伸展可能となり、物をつかむことも容易となった

図37　術後3カ月の状態

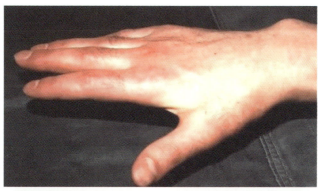

指の伸展

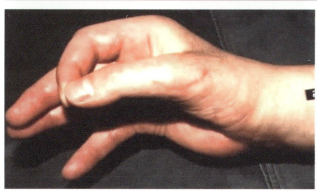

母指の対立、つまみ動作

尺骨神経前方移動術、（変形性肘関節症がある場合、しばしば同時に肘関節形成術）
註：
母指内転再建について　　　　　　　　　　　　　　　（38,39）（佐久講演）

尺骨神経麻痺では、母指内転筋麻痺によるピンチ力の減退を生じるため、これの対策が必要となる。全例ではないが、腱移行術による再建を次のように行っている。これによって Froment sign が軽減し、pulp pinch が可能となる。

図38 尺骨神経麻痺に対する母指内転再建

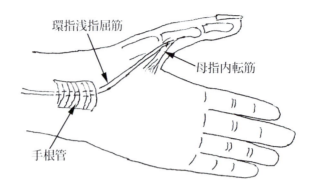

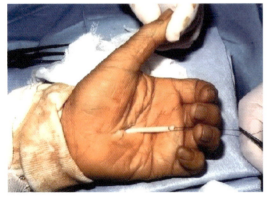

環指の浅指屈筋腱を切離し掌側に出す

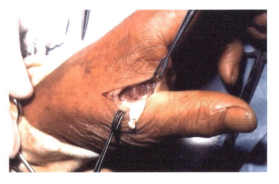

同腱を母指MP関節の尺側に出し、母指内転筋付着部へ縫合

図39 肘部管症候群による低位尺骨神経麻痺

術前：ピンチの力は弱い

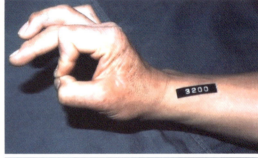

母指内転再建
(第4浅指屈筋腱移行術)後
pulp pinch 可能

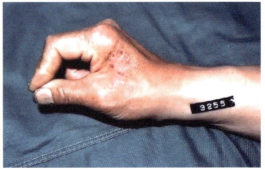

力源は長掌筋あるいは環指浅指屈筋

　まず長掌筋、あるいは環指浅指屈腱を末梢で切離、これを手根管の近位に引き出し、これを移植腱をもって延長する。ただし長掌筋の場合、手掌腱膜が強く長く採取出来ればそのままとし、移植腱をもって延長する必要はない。他方母指 MP 関節尺側を切開、ここから移行鉗子を挿入、手根管内を通し前腕掌側に先端を出し、長掌筋腱をつまんで母指尺側に引き出し、内転筋付着部へ縫合する。また環指浅指屈筋腱を移行する時には、移行鉗子の先端を母指尺側から手根管内を通して手根管の中枢に出し、ここで浅指屈筋腱をつまんで母指の内側に引き出す方が間違いはないと思う。移行鉗子を挿入するときは、ほとんど大した抵抗もなく通すことが出来るはずである。もし移行鉗子が届きにくい場合には、一度鉗子の先端を手掌に出し、ここで腱端をつまみ、母指内側に引き出しても良い。ただし、腱は手掌腱膜の表層を通さないようにする。

４）低位橈骨神経麻痺あるいは後骨間神経麻痺

　手指の MP 関節以下の伸展力が弱いか不能の場合、すなわち長、短橈側手根伸筋に筋力はあるが、総指伸筋、長母指伸筋の収縮出来ないものを橈骨神経低位麻痺としている。原因としては前腕骨近位部での骨折、脱臼、上腕骨骨折、回外筋による絞扼、神経腫瘍、血管腫、薬物中毒などが原因と考えられるもので、原因の分からないものもあった。疾患としてよく知られているものに、後骨間神経麻痺がある。これは橈骨神経より分枝した深枝（運動枝）が Frohse の arcade で絞扼され手指の MP 関節以下が伸展不能となるものである。このほか神経麻痺によるものではないが、外傷により総指伸筋が断裂、筋腹も瘢痕化してしまった例も機能としては同じように考えて良いと思う。

　後骨間神経麻痺の場合、手術の時期は５～６カ月スプリント固定や作業療法を行い、回復の傾向がみられなければ神経剥離あるいは絞扼部の開放を行う。症状発生後早期に受診した例で、術中所見が明白であれば神経剥離、絞扼除去手術にとどめただけで早期に回復した例もあるが、回復せず２次的に腱移行術を行ったこともあるので、経過の長い場合や、早く使えるようになりたいという希望の患者には、よく説明して腱移行術を行うようにしている。術式はいろいろあると思うが３例を紹介する。

症例１：35 歳、男性

　2011 年７月、自動車整備中、事故のため上腕骨骨折と下垂手となり上腕骨接合術を受ける。その際橈骨神経も調べたが、外見上損傷がなかったので神経には処置を行わなかった。しかし５カ月後、手関節は背屈可能となったが、手指伸展は回復せず当科へ紹介された。受傷後９カ月経過するも回復しないので、2012 年４月、腱

移行術を行った。　　　　　　　　　　　　　　　　　　　　　　（40, 41)

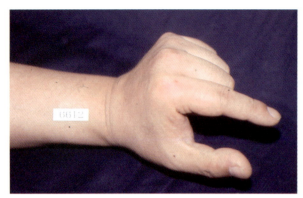

図40
手関節背屈可能であるが、
手指伸展不能
前腕損傷なし

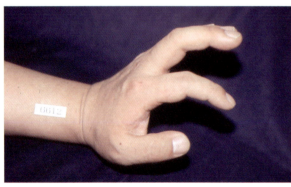

図41

　　術式：a) 長橈側手根伸筋を総指伸筋へ移行
　　　　　b) 長掌筋を長母指伸筋へ移行

　a) 長橈側手根伸筋腱を手関節背側で切離し、前腕背側に引き出し、伸筋支帯の近位部で総指伸筋を一束として、これに貫通させて縫合した。縫合部は伸筋支帯の中枢で支帯の近位部を一部切開した。また縫合時の緊張は手指伸展位、手関節は45°くらい背屈位とし、かなり強くした。

　b) 長母指伸筋腱はリスター結節よりはずし、少し橈側に移動させるが、伸筋を切って支帯から引き抜き、皮下を通すことはしなかった。完全に伸筋支帯からはずし、rerouteして浅層の皮下脂肪組織の中を通すだけであると腱は次第に橈側に移動、母指伸展力が弱くなることがあるからである。長掌筋は手関節レベルで切離、これを前腕中枢にいったん引き出してから、なるべく近位部から前腕背側に出し、長母指伸筋へ貫通、縫合した。もちろん、長母指伸筋は切離しない。これによって長母指伸筋はあまり橈側には転位せず、伸展力も弱くならない。なお、縫合時の緊張は、ほぼ長橈側手根伸筋の時と同様に行った。またこの症例はハンマーなども使う労働者であったので、手関節の掌屈力が弱くならないように橈側手根屈筋は力源にしなかった。
　　　　　　　　　　　　　　　　　　　　　　　　　　　　　　　（42, 43, 44)

図 42　低位橈骨神経麻痺
【手根伸筋を総指伸筋へ移行する方法】
【長掌筋を長母指伸筋へ移行】
ECRL → EDC
　　PL → EPL

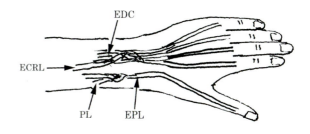

図43

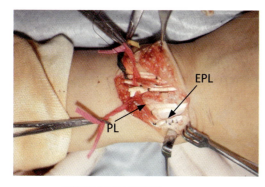

図44

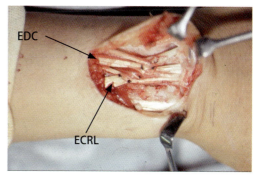

長掌筋を長母指伸筋へ
長橈側手根伸筋を総指
伸筋へ移行

　術後、約3年半の状態は、握力右43kg、左39kg、ピンチ力右8.2kg、左7kgで建築業に従事している。手指は完全伸展、完全屈曲可能である。　　　　　　（45,46）

図 45　手指伸展の状態　　　　　　図 46　手指屈曲の状態

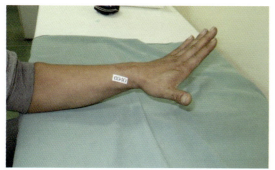
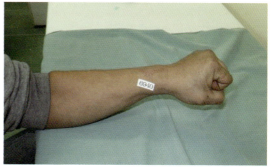

第 3 章　末梢神経障害、筋の外傷、麻痺性疾患あるいは頸髄損傷による麻痺手の再建について　　45

症例2：49歳、女性、左後骨間神経麻痺

■ 術前　後骨間神経麻痺 (神経腫瘍の疑い)

図47
手関節背屈可能
手指屈曲可能

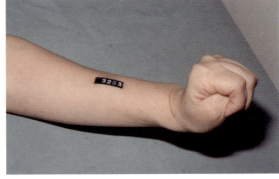

図48

手指伸展不能

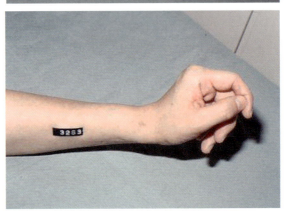

　長期間手指伸展が弱く、次第に困難となり当科受診。経過が長かったので手術を行った。
　術式： a) 橈側手根屈筋を総指伸筋へ移行
　　　　 b) 長掌筋を長母指伸筋へ移行
　橈骨神経から分枝した後骨間神経を展開すると、回外筋のFrohse arcadeの手前から神経の腫脹、黄褐色化、絞扼がみられたので、回復は不可能と考え腱移行術を行った。この症例は、症例1と異なり、女性で家事が中心の生活であったので、橈側手根屈筋を手関節掌側で切離、骨間膜を開いて前腕背側に引き出し、示指から小指までの総指伸筋に縫合、また母指伸展の力源は症例1と同様、長掌筋を力源とし、これを前腕掌側から橈背側で皮下を通し長母指伸筋へ縫合した。
　術後、2年あまり経過した時点では、家事に不自由はないということであった。

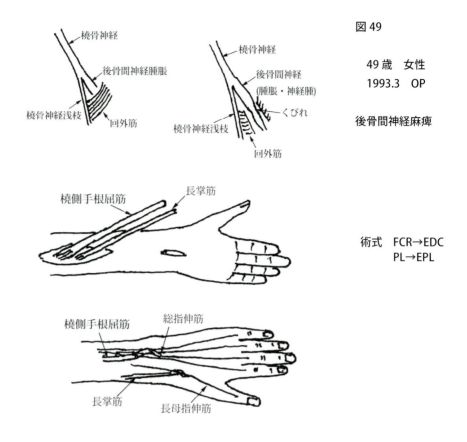

図 49

49 歳　女性
1993.3　OP

後骨間神経麻痺

術式　FCR→EDC
　　　PL→EPL

■ 術後約2年2カ月の状態　左後骨間神経麻痺

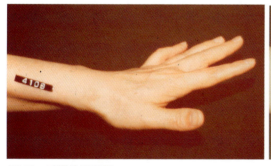

図 50　手指伸展可能
術式　FCR → EDC　PL → EPL

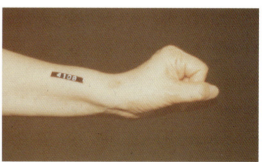

図 51　手指屈曲可能

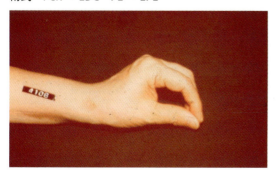

図 52　pinch 可能

症例3：34歳、女性、外傷による麻痺　後骨間神経麻痺

　15歳、右前腕骨骨折、右肘関節脱臼、近位にて観血的整復固定術を受けたが、それ以来、手指伸展制限が続いていた。

　術前、母、示、中、環、小指のMP関節以下伸展不能、握力右34kg、左34kg、知覚障害なし。　　　　　　　　　　　　　　　　　　　　　　　　　（53）

　術前：右母指、示指、中指、環指、小指のMP関節伸展不能、手関節は背屈可能
　　　　X-P：骨折治癒後、骨間膜の骨化　　　　　　　　　　　　（54）

図53　術前　　　　　　　　　　　　　　　右母指、示指から小指MP関節伸展不能

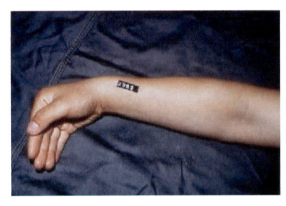
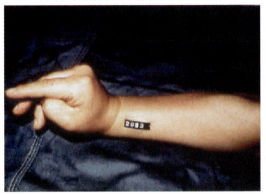

図54　後骨間神経麻痺
　　　（前腕骨骨折）

右手関節の背屈は可能
手指伸展不能

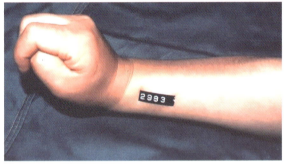

X-P：前腕骨骨折治癒後
　　　骨間膜骨化

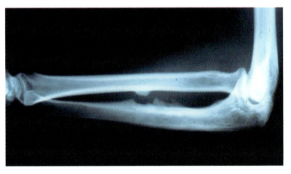

術式：a) 長掌筋を長母指伸筋へ移行 (55,56)
b) 橈側手根伸筋を総指伸筋へ移行

1) の場合、もし長掌筋の筋力が弱かったら腕橈骨筋を移行することも出来る。ただし腕橈骨筋は十分剥離し、動きの状態を確認して移行することが必要である。また縫合時の腱の緊張は手指伸展位、手関節、約45°背屈位で縫合はやや緊張して行う。母指の場合も同様であるが、背屈が弱くならないように注意する。この症例では、示、中、環、小指の伸展はほぼ良いが、母指伸展時には長掌筋腱が皮下を通っているので bowstring を作りあまり良くない。ただし不自由は感じないという。

注意：長掌筋を長母指伸筋へ移行する際には、長母指伸筋腱をリスター結節部から完全にはずし、橈側寄りの部分で皮下を通して力源である長掌筋と縫合すると、同筋の起始部が前腕近位尺側にあるので、移行後の走行が手関節の背側から橈側に移動する傾向になる。その結果、母指は外転は出来ても伸展出来なくなり、正確なピンチが困難となる。さらにこれに尺骨神経低位麻痺が合併している場合には、母指内転も不能となる。したがって長掌筋を移行する場合には、リスター結節部の伸筋支帯を開いて長母指伸筋腱をはずし、橈側寄りで皮下を通すのは良くないと思う。もしこの部分の支帯が損傷を受けている場合には、やや尺側であっても残っている支帯を使い pulley を作ればよい。 (57)

図55 腱移行

PL → EPL　ECRL → EDC

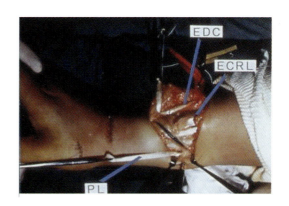

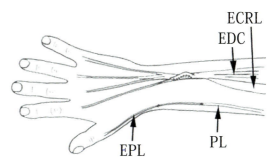

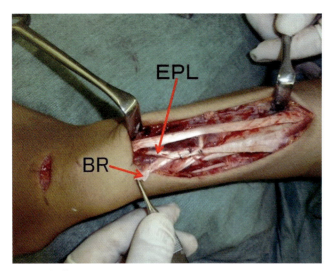

図 56　手術の方法

母指の伸展：力源は通常長掌筋が良い。もし何らかの理由、先天的に欠如していたり、あまりに筋力が弱かったりした場合は、腕橈骨筋を力源とすることが出来る。ただし、この場合は腕橈骨筋を十分剥離すること、また腱縫合時、他指と同様に30〜45°くらいは背屈位をとっていることが必要であろう。

図 57　術後

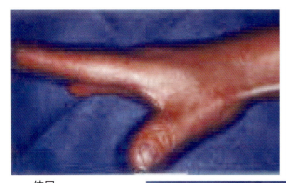

伸展

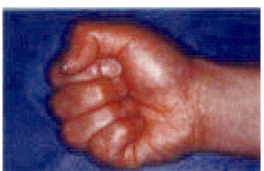

屈曲

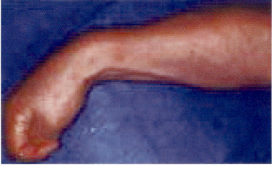

手関節掌屈

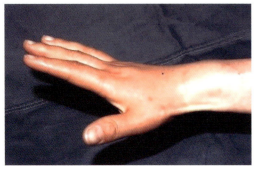

各指伸展、母指外転可能

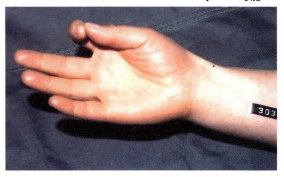

Pinch 可能

症例4：55歳、女性、右後骨間神経麻痺　（多分取り消し例）（59,60,61,62,63,64）

右手関節背屈可能であるが、母、示、中、環、小指のMP関節での伸展不能

術式：この症例は、長掌筋を前腕橈背側で長母指伸筋へ移行、橈側手根屈筋を橈骨、尺骨骨間膜を開き前腕背側に出し総指伸筋へinterlaceして縫合した。術後、1年6カ月の状態は各指の伸展、屈曲、つまみ動作などすべて良好であった。

症例1、2、3で異なる点は、まず示指から小指伸展のため症例1では長橈側手根伸筋を、症例2、3では橈側手根屈筋を力源としたことであるが、両者とも良好な成績が得られている。ただし、指の伸展だけについていえば、後者の方が手関節のdynamicな力が働き、良い伸展が得られるのかも知れない。しかし手術手技を正確に行えば、両者とも良い結果が得られると思う。

■ 後骨間神経麻痺

図59
No..3245
右後骨間神経麻痺
各指伸展不能

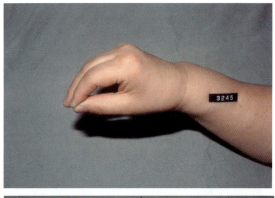

図60
手関節掌屈してても各指伸展出来ない

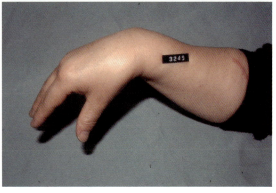

■ 後骨間神経麻痺
　（橈側手根屈筋を示〜小指、伸展の力源とした症例）

図 61　術式

PL → EPL
FCR → EDC

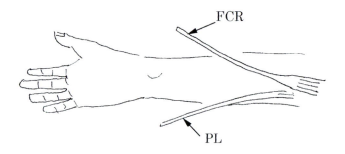

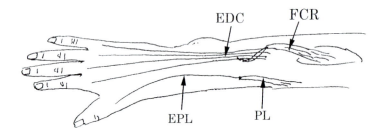

■ 後骨間神経麻痺　術後 1 年 6 カ月

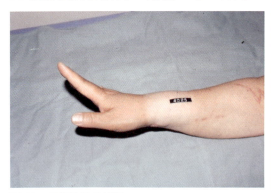

図 62　手指伸展の状態

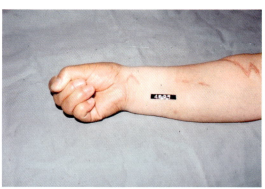

図 63　手指完全屈曲可能

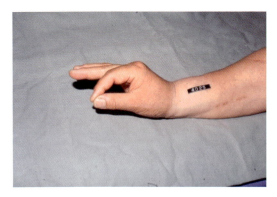

図 64　良好なつまみ動作

5）高位正中神経麻痺、前骨間神経麻痺

A) 前骨間神経麻痺

症状：母、示指の DIP 関節の屈曲、橈側手根屈筋、円回内筋などの筋力低下、消失の場合をいう。肘関節の脱臼、前腕近位部の外傷となるものは別として前骨間神経麻痺がよく知られている。この症状は母指の IP 関節、示指の DIP 関節の屈曲が困難となっても、知覚障害を伴なわないのが特徴である。それはこの神経が純粋に運動神経のみであるからであり、麻痺の原因はその神経が円回内筋の深頭、浅指屈筋筋膜などによる圧迫や、良性腫瘍、静脈瘤などによることもあり原因の判明しないものもある。

（a）神経剥離—腱移行術を行わなかった症例（比較的早期で癒着など原因が明白）、かつ軽度の場合

（b）腱移行術

母指 IP 関節屈曲—力源：腕橈骨筋あるいは長橈側手根伸筋

示指 DIP 関節屈曲— i ）力源：長掌筋あるいは環指浅指屈筋

ii ）示指深指屈筋を中指深指屈筋と側側縫合

適応：神経絞扼が高度の場合

麻痺が長期間におよんでいる場合

筋腹（長母指屈筋、示指深指屈筋）変性があると認められる場合

原因不明の場合

患者が早期使用を希望している場合

症例 1：24 歳、男性

傷病名：右肘関節脱臼、右前骨間神経麻痺 　　　　　　　　　　　　　　(65)

a) 腱移行術を行わなかった前骨間神経麻痺（神経剥離）

2014 年 6 月、スケートボード中転倒、右肘関節脱臼、ただちに当科受診、整復を行うも尺側側副靱帯断裂を認めた。

2014 年 7 月、肘靱帯縫合術を行うも術後、右母指 IP 関節、示指 DIP 関節の自動屈曲不能に気付く。その後リハビリテーションを行ったが屈曲力の弱い状態が続いたので、2015 年 1 月（受傷後約 6 カ月）神経剥離術を行った。　　(66,67,68,69)

術後、経過は順調で、2015 年 3 月には握力右 24kg、左 32kg、ピンチ力右 5.3kg、左 5.2kg まで回復した。この症例では神経の瘢痕による癒着と絞扼が認められたが、回復すると考えて腱移行術は行わなかった。　　　　　　　　(70,71,72,73)

図65　右肘関節脱臼時のX線像

前骨間神経麻痺
腱移行術を行わなかった症例

　24歳　男性
　2014年6月スケートボード中転倒
右肘関節脱臼、当日当科受診
肘関節脱臼整復するも、しばらくしてつまみ動作に力が入らないと気付く。

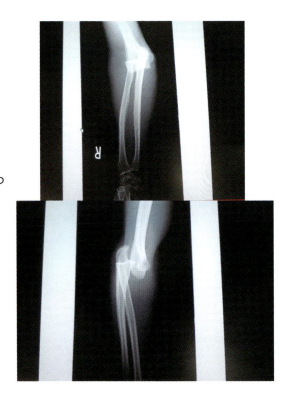

■ 受傷後約6カ月

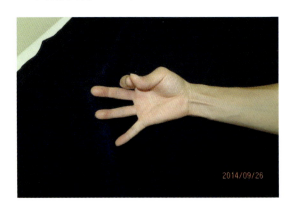

図66

右母指IP関節屈曲不能

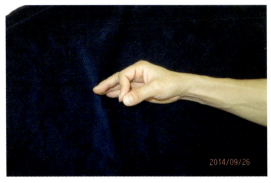

図67

右の示指DIP関節
屈曲不能

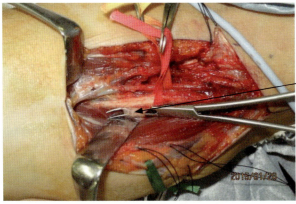

図68 前骨間神経

癒着かなり広範囲

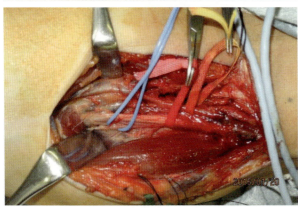

図69
神経剥離後の状態、
軽度の神経絞扼あり

■ 術後3カ月母指のIP関節屈曲の状態

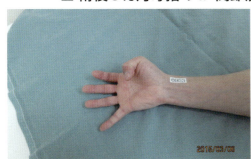

図70　握力 右24kg　左32kg
　　　pinch力　右5.3kg　左5.2kg（右利き）

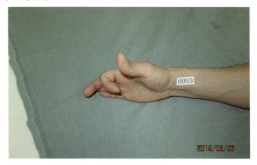

図71　術後3カ月母指伸展可能
　　　示指のDIP関節屈曲可能

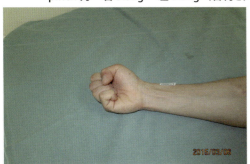

図72　完全屈曲可能

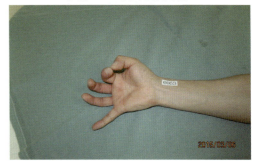

図73　つまみ動作

b）前骨間神経麻痺で原因不明な症例

症例2：女性、主婦

術式：a）腕橈骨筋を長母指屈筋へ移行
　　　b）長掌筋を示指深指屈筋へ移行

　外傷によるものでなくても4～5カ月して麻痺が回復しなかったために、剥離、絞扼除去手術を行い、回復する例もしばしばあるが、原因が明白でない場合や長母指屈筋筋腹の色が橙色気味であったなら、機能獲得を優先させて腱移行術を行ったほうが確実と思う。　　　　　　　　　　　　　　（74,75,76,77,78,79,80,81,82,83）

■前骨間神経麻痺（麻痺の原因がはっきりしなかった症例）

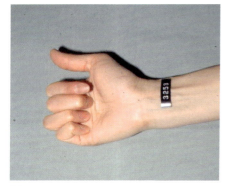

図74

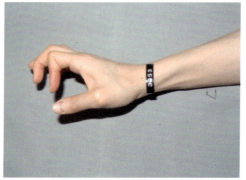

図75

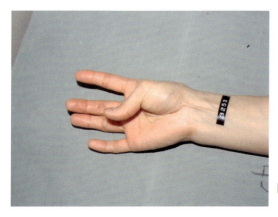

母指のIP関節
屈曲不能
示指のDIP関節
屈曲不能

図76

図 77　右母指 IP 関節過伸展

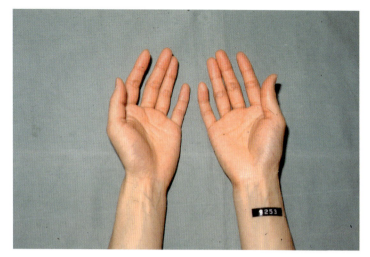

図 78　腕橈骨筋、長掌筋移行術
（BR → FPL、PL → II FDP）

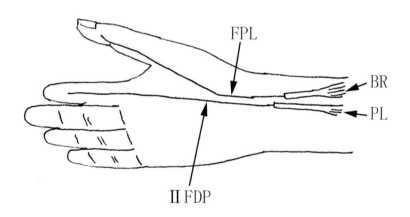

図 79

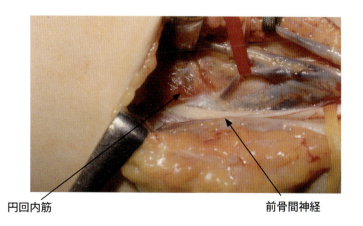

円回内筋　　　　　　　　　　　前骨間神経

第 3 章　末梢神経障害、筋の外傷、麻痺性疾患あるいは頸髄損傷による麻痺手の再建について　　57

図 80

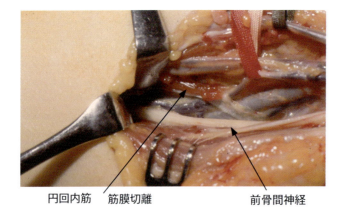

円回内筋　筋膜切離　　　　　　前骨間神経

図 81

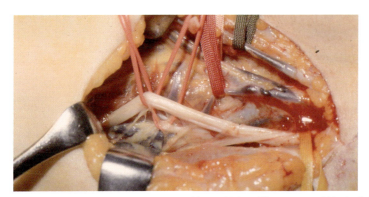

円回内筋切離後　　　　前骨間神経剥離を行って、神経刺激装置を使っても反応がなかった症例

図 82

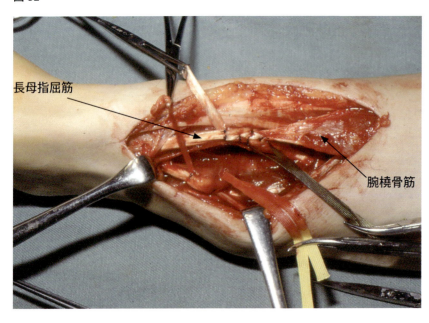

長母指屈筋

腕橈骨筋

図83 術後7年8カ月

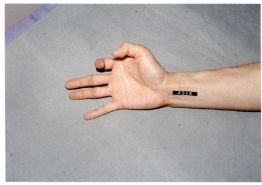
母指、IP関節、屈曲

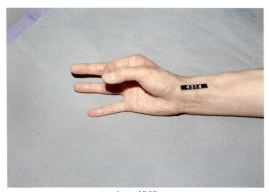
pinchの状態

母指IP関節
伸展

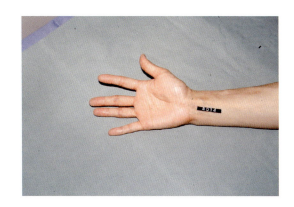

症例3：35歳、女性　　　　　　　　　　　　　　　（84,85,86,87,88）

■　35歳　女性　放送局アナウンサー

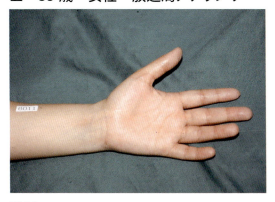

図84
発症後9カ月
術前の状態：指伸展可能
握力　右：19kg　左：11kg

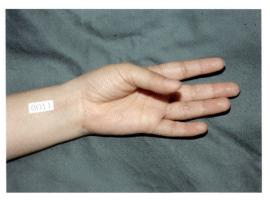

図85
術前の状態：母指IP屈曲不能

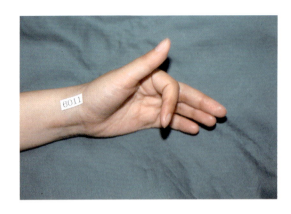

図 86
術前の状態：示指 DIP 屈曲不能

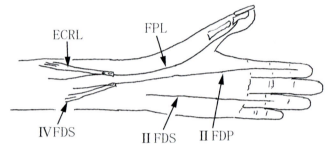

図 87
術式：長橈側手根伸筋移行術
　　　環指浅指屈筋移行術

ECRL → FPL
IV FDS → II FDP

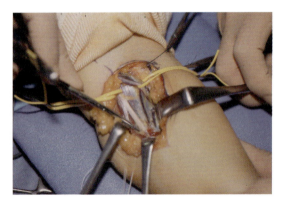

図 88

術式： a) 長橈側手根伸筋を長母指屈筋へ移行
　　　　 b) 環指浅指屈筋を示指深指屈筋へ移行

　この症例は母指の IP 関節、示指の DIP 関節の屈曲が困難になり、はじめて 5 カ月あまりしてから手術を行った。ただし仕事上、母指に力が必要であることと、早期に仕事に復帰したいという希望から、強くて機能転換の早い長橈側手根伸筋を長母指屈筋へ、環指浅指屈筋を示指深指屈筋へしっかりと interlacing suture した。術後の経過は良好で、本人の希望通り早期に仕事に復帰できた。

このように長橈側手根伸筋を長母指屈筋へ移行する場合は、手関節および母指を軽度掌屈位で縫合するだけで、緊張があまり強くならない限り、必ずIP関節の適度な屈曲が得られる。それ故、何か他の理由－例えば高位の正中、尺骨神経麻痺のため示、中、環、小指の屈曲の再建のため、力源として長橈側手根伸筋を使わなければならないこと－がない限り、結果が確実な同筋を移行することが多い。
　示指DIP関節を屈曲させるための力源として長掌筋を用いてもよいが、前述のようにこの筋の筋力には個人差があり、筋力が強い場合にはそれで良いと思うが、母指と示指の間で強いピンチ力を必要とする場合には、環指の浅指屈筋を示指の深指屈筋へ移行するか、示指、環指の深指屈筋腱どうしを側側縫合するのが良いと思う。

B）高位正中神経麻痺

症例4：55歳、女性、レンズ磨き従事　　　　　　　　　　（89,90,91,92,93）
　2008年1月、左肩が張り左上肢に疼痛を生じた。しばらくして疼痛は軽減したが、レンズ磨きの時、左手指に力が入らなくなった。特に母指、示指で小さな物をつまめなくなった。同年6月、当科へ紹介された。

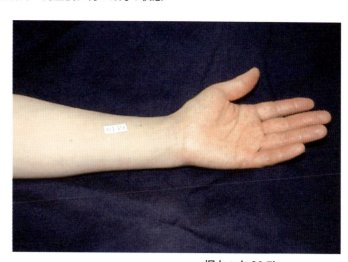

図89　55歳　女性　レンズ磨き業
　　　高位正中神経麻痺　発症後、約5カ月の状態

術前筋力テスト
FPL：0
ⅡFDP：0
ⅡFDS：1〜2
ⅢFDP：0
ⅢFDS：5
PL：0
FCR：3
FCU：5
Ⅳ,Ⅴ,FDP & S：5
intrinsics：5

握力：右29.7kg
　　　左19.4kg
pinch力：右7.5kg
　　　　左4.5kg
知覚障害（－）

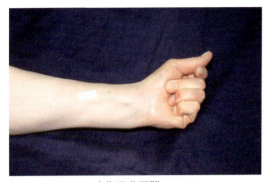

図90　母、示、中指屈曲困難・
　　　環、小指屈曲可能

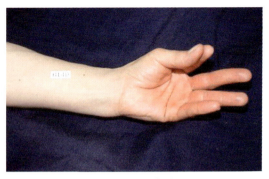

図91　指伸展、つまみ動作の状態

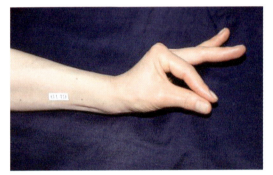

図92　母指、示指間つまみの状態

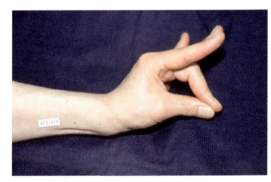

図93　母指、中指間つまみの状態

術式　　　　　　　　　　　　　　　　　　　　　　　　　　（94）
　a）正中神経剥離　　　　　　　　　　　　　　　　　（95,96,97,98）
　b）長橈側手根伸筋移行術（ECRL → FPL）
　c）環指浅指屈筋移行術（Ⅳ FDS → Ⅱ FDP）
　d）中、環指深指屈筋側側縫合　　　　　　　　　　　（99,100,101）

図94　正中神経高位麻痺に対する手術

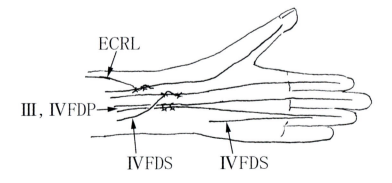

ECRL → FPL　　Ⅳ FDS →Ⅲ FDP　　Ⅲ，Ⅳ FDP －側側縫合

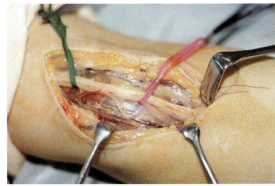
図95 浅指屈筋による正中神経絞扼

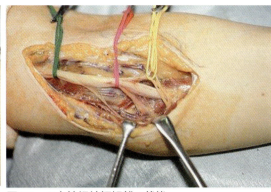
図96 正中神経絞扼解離の状態

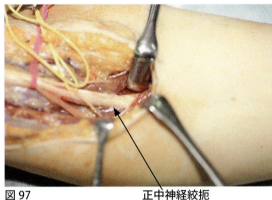
図97　　　　　　　　　正中神経絞扼

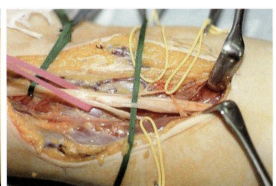
図98 正中神経絞扼解離の状態

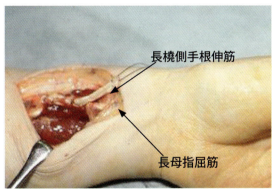
　　　　　長橈側手根伸筋
　　　　　長母指屈筋
図99

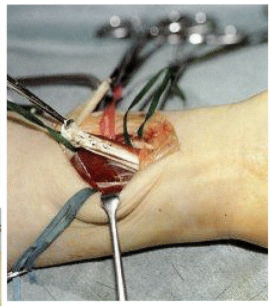
図100 中、環指深指屈筋側側縫合

図101 環指浅指屈筋を示指深指屈筋へ縫合

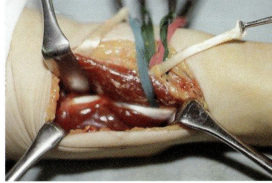

術後、約 7 年経過

各手指完全屈曲可能、食事、更衣動作可能、台所仕事、掃除可能

握力右 29.2kg、左 20.3kg、ピンチ力右 4.8Kg、左 3.2kg で、力は強くなっていないが日常生活支障なし。　　　　　　　　　　　　　　　　　（102,103,104,105）

■　術後 7 年の状態

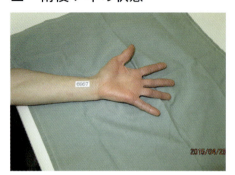

図 102　指伸展可能

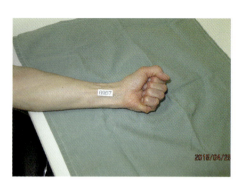

図 103　指完全屈曲可能

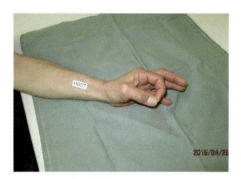

図 104　つまみ動作

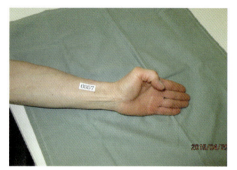

図 105　母指の屈曲

6）高位尺骨神経麻痺

　肘部から近位の神経損傷および前腕掌尺側の筋群挫滅などの場合がこれに相当し、腱移行術の適応があると思う。その方法としては、以下のような手術が考えられる。

　力源としては、長橈側手根伸筋、腕橈骨筋、筋腹の挫滅がなければ、場合によっては円回内筋のいずれかのうち 1 つを選び、これを環、小指の深指屈筋へ移行する。

　骨間筋の筋萎縮が強くピンチ力が弱い場合には、Neviaser 法と長掌筋、あるいは中指の浅指屈筋を力源とし、これを手根管内を通して母指内転筋付着部へ移行縫合してもよいと思う。

7）高位橈骨神経麻痺

症状：手関節背屈不能、各指伸展不能

　手関節が掌屈位をとり手指伸展出来ないので片手で物をつかむことが出来ない。また握っても握力が弱いので落としやすいし、手指を開いて離すことも難しい。母指を伸展出来ないので小さい物をつまむことが出来ない。

　疾患としては上腕骨骨折に合併することが多い。腕神経叢損傷、頸椎症、その他、外傷以外ではギラン・バレー症候群、シャルコー・マリー・トウス病、その他の神経内科疾患、放射線治療後遺症、ポリオ、ハンセン病などによる麻痺、変形が機能再建の適応となる。ただし後者は単純な橈骨神経麻痺による下垂手ではなく、しばしば正中、尺骨神経低位麻痺を伴っているので術式が難しくなる。

獲得すべき機能：手関節の背屈と手指の伸展

術式：橈骨神経高位麻痺では、掌側に力源なる筋が何本もあるので、いくつもの方法が考えられる。以下に3つの術式を挙げてみた。

　a）円回内筋を長および短橈側手根伸筋へ移行

　　　長掌筋を長母指伸筋へ移行

　　　橈側手根屈筋を骨間を通して総指伸筋へ移行

　b）円回内筋を長および短橈側手根伸筋へ移行

　　　環指の浅指屈筋を骨間を通して背側に出し長母指伸筋と縫合

　　　中指の浅指屈筋も骨間を通して総指伸筋へ移行

　c）腕橈骨筋を長および短橈側手根伸筋へ移行

　　　尺側手根屈筋を尺骨の尺側から前腕背側を回し総指伸筋へ移行

　　　長掌筋を長母指伸筋へ移行

症例：57歳、男性、高位橈骨神経麻痺　　　　　　　　　　　　（106〜111）

　　　橈骨神経麻痺を伴う左上腕骨骨折を生じた。

　平成13年3月、機械に巻き込まれ受傷

　ただちに骨折接合術を行うと同時に、橈骨神経を観察するも外見上は神経損傷が認められなかったのでそのままとした。しかし5カ月経過しても回復しなかったので、同年8月、腱移行術を行った。術前、左手関節背屈、手指伸展不能で握力は右38.1kg、左5.5kgであった。　　　　　　　　　　　　　　　　　　　　（106）

図106 橈骨神経麻痺（高位）

【術前の状態】

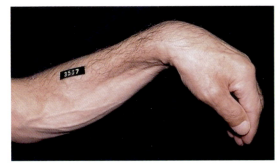
手関節背屈、手指伸展不能

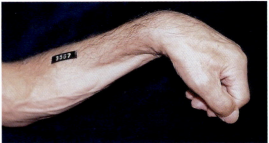
手指屈曲可能

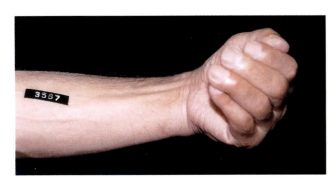
手関節掌屈可能

図107 第1の方法　高位橈骨神経麻痺に対する手術（津下）

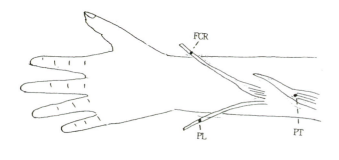

橈側手根屈筋を総指伸筋へ移行

円回内筋を橈側手根伸筋へ移行

長掌筋を長母指伸筋へ移行

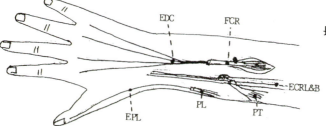

図108 橈骨神経麻痺に対する再建（左）

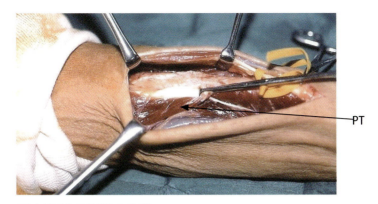

PTを橈骨から骨膜下に剥離

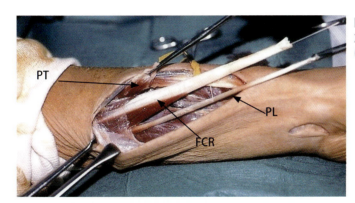

円回内筋、橈側手根屈筋、長掌筋を前腕掌側に引き出す

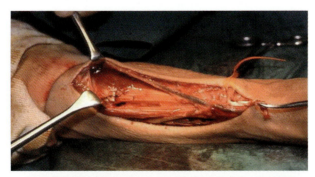

図109
橈骨神経麻痺に対する再建（左）

橈側手根屈筋を総指伸筋へ移行

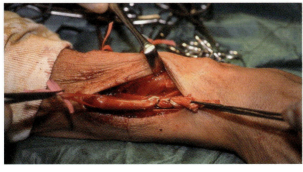

円回内筋を長，短橈骨手根伸筋へ長掌筋を長母指伸筋へ移行

図 110　橈骨神経麻痺に対する再建
・長母指伸筋腱と長掌筋腱とは interlacing suture するのであるが、縫合後、前腕に対して 45°
くらいは背屈位とするのが良いと思う。

腱移行術後の状態

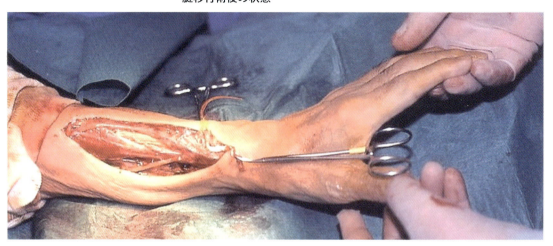

術式：

　a）円回内筋、橈側手根屈筋、長掌筋移行術　　　　　　　　　　　（107 〜 110）

　まず橈骨より円回内筋を切離する。この筋は、筋と筋膜のみで手根伸筋腱としっかりと縫合できる腱の部分が少ないので、筋膜をできるだけ長くとる必要があり、橈骨の骨膜をつけたまま鋭的にメスで丁寧に切離、さらに筋腹も中枢たがい方向にできるだけ剥離、牽引して excursion を確認しなければならない。筋腹を十分剥離せずに手根伸筋に縫合しても、良い手関節の背屈は得られない。

　次に、橈側手根屈筋腱を手関節掌側で切離、これを骨間を通して前腕背側に引き出すのであるが、大切なことは骨間膜をできるだけ切除し、筋腹が背側まで出るようにすることである。腱のみ背側に出る程度では腱が骨間部で癒着し、橈側手根屈筋の動きは得られない。また長掌筋移行の場合は、これを前腕掌橈側寄りの部分に引き出し、皮下を通して伸筋支帯の中枢で長母指伸筋に interlacing suture する。この際、注意しなければならないことは、長母指伸筋腱をリスター結節尺側の腱溝から末梢に引き出し、橈側の皮下を通して長掌筋と縫合する人もあるが、このような方法を行うと、始めのうちは腱の動きも良く母指の伸展も出来るようであるが、時間が経つにしたがい移行腱は次第に橈側に移動する傾向がある。

　このようになると母指の伸展は悪くなり、内転力も低下する。また外見上も bowstring を作り、良くない。もし伸筋支帯が腱とともに著しく損傷していれば、たとえリスター結節より橈側であっても伸筋支帯の一部を使って pulley を作れば良い。筆者は、長母指伸筋腱はリスター結節からははずさず、伸筋支帯の中枢で長掌筋と縫合している。さて腱縫合時の緊張の程度であるが、円回内筋と手根伸筋との縫合では、手関節を 45°以上背屈位で強い緊張で interlacing suture する。掌屈がなかなか出来

難いくらいの方が、数年後の成績が良いように思われる。

　筆者には掌屈困難になった経験がない。橈側手根屈筋も手関節背屈45°くらい、MP関節軽度屈曲位とし、総指伸筋腱は一束として、これに手根屈筋腱を通ししっかりと縫合する。ただし円回内筋の縫合時の緊張のほうが、これよりもどちらかといえば、やや強い方が良いと思う。長掌筋と長母指伸筋と縫合時の緊張も、円回内筋縫合時と同じくらいで中手骨とほぼ同じ角度になるようにし、不十分にならないように注意する。

術後の治療

　橈骨神経麻痺に行った腱移行術の術後、注意しなければならないことは、MP関節を伸展位のまま長時間固定しておくとMP関節が伸展位拘縮を生じやすく、リハビリテーションに難渋することがある。これを起こさないように術後2週間ぐらいの時に手関節背屈位、MP関節屈曲位、PIP関節伸展位でスプリント固定をやり直すと良いと思う。

　術後の運動開始は3週間後とし、自動運動中心であるがMP関節に伸展拘縮を生じないように注意する。

　以上のように治療を進めれば、まず良い成績が得られると思う。　　　　（111）
　b）何らかの理由、例えば長掌筋、尺側手根屈筋が損傷されている場合　　　（112）

　手関節の掌屈筋は必ず1つは残しておかなければならないので、力源として橈側手根屈筋を使うことはできない。このような場合には次のように行っても良い。

図111　橈骨神経麻痺に対する再建
・術後、手関節は最大背屈位、MP関節は軽度屈曲位、PIP関節、伸展位で背側、掌側に副子を当て包帯固定、術後2.5～3週間で自、他動運動を開始する。

【術後の状態】

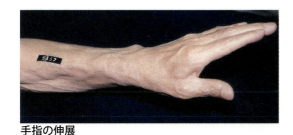

手指の伸展

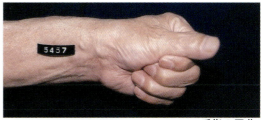

手指の屈曲

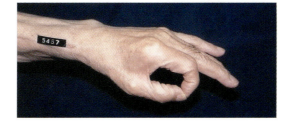

つまみ動作

図112 術前の状態（橈骨神経麻痺）
・橈側手根屈筋、長掌筋を力源とすることができない場合（橈骨神経高位麻痺）

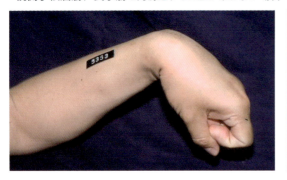 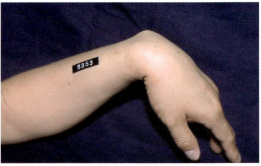

　円回内筋を長、短橈側手根伸筋へ縫合　　　　　　　　　　　　　　（113～115）
　環指の浅指屈筋を骨間を通して背側に出し、長母指伸筋へ縫合
　中指の浅指屈筋を同じく骨間を通して背側に出し、総指伸筋と縫合

c）また次のような方法も考えられる。

　腕橈骨筋を長、短橈側手根伸筋へ縫合
　尺側手根屈筋を総指伸筋へ縫合
　長掌筋を長母指伸筋へ縫合

　手術の要領は前記の方法とほぼ同じであるが、特に円回内筋移行術の場合、手関節の背屈位で腱縫合時、緊張を強くすることが大切と思う。

図113　第2の方法　橈骨神経高位麻痺（術式）
・円回内筋を長、短橈側手根伸筋へ、中指浅指屈筋を総指伸筋へ、環指浅指屈筋をいずれも骨間を通して長母指伸筋へ移行することも可能である。

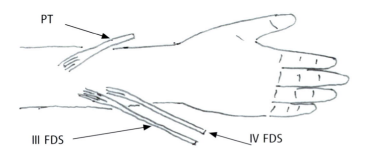

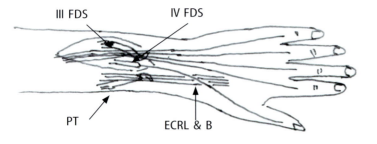

PT　　→ ECRL & B
Ⅲ FDS → EDC
Ⅳ FDS → EPL

図114 術中所見

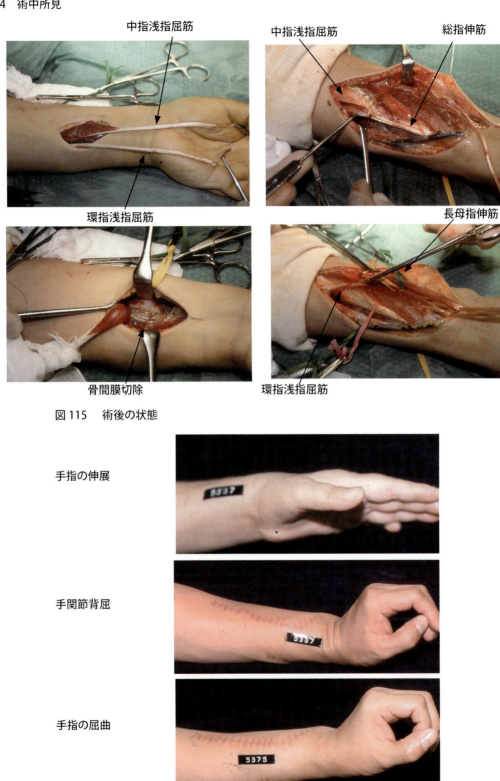

図115 術後の状態

8）高位橈骨神経麻痺と肘部管症候群の合併例
　　　　　　　　　　　　　　　－再手術例の検討

　次に橈骨神経高位麻痺＋尺骨神経低位麻痺ではあるが、同時には起こらなかったと思われる症例について考えてみる。

症例：70歳、男性

右上腕骨骨折、高位橈骨神経麻痺術後、右肘部管症候群　　　　　　　　（116〜121）

　1978年1月（36年前）、仕事中、右上腕骨骨折、橈骨神経麻痺を生じ、某病院に入院、骨接合術が行われたが偽関節となり橈骨神経麻痺も軽快の傾向がなかったので、同年7月、他の病院へ紹介され、8月、骨接合術を、10月（受傷後、14カ月）、腱移行術を受けた。術後経過は良好で使いやすくなったというこであるが、数年してから次第に母指が徐々に使い難くなり、側方外転が強く、bowstring が目立ち、背側伸展が悪くなった。さらに数カ月前から小指のしびれ感が起こり、箸を使って食事が出来ず、書字も困難となり、2014年11月、当科へ紹介された。

　初診時所見：右手関節、背屈40°、掌屈20°、母指、外転可能であるが伸展不能、内転も不能。母指外転時、長掌筋は前腕橈側にあるので著明な bowstring を作る。したがって母指に内転力がないのでつまもうとすると、母指球と移行した長掌筋が働き、母指は他の指の指腹とあわせようとしても尺側に滑るような力となってしまう。また筋萎縮は母指内転筋、骨間筋萎縮し示指は尺側偏位の傾向あり、環、小指は鈎爪変形を示し、特に小指は MP 関節の伸展不十分の上、屈曲拘縮が強い。尺骨神経溝でのチネル徴候（＋）、小指、環指の尺側に高度知覚鈍麻、右肘関節、屈曲115°、伸展－10°、X線上、変形性肘関節症、握力右18.8kg、左32.7kg、つまみ力右2.7kg（ただし手、計器保持）、左9.1kg。

　さて36年前の手術がどのように行われたかは患者自身にはもとより、筆者にも正確には判定出来ないが、力源として使われたのは長掌筋、腕橈骨筋、尺側手根屈筋と思われる。筆者の想像では長掌筋を長母指伸筋へ移行したのは確かであるが、腕橈骨筋を橈側手根伸筋へ、尺側手根屈筋を総指伸筋移行したか、それともその逆であるかと推定した。そしてしばらくしてから、肘部管症候群を合併するようになったものと考えられる。このように長い経過をもった麻痺手を、より使いやすい手に再建するには、どのように手術を行ったら良いかを考えた結果、2014年12月に以下のような方法を行った。

1）尺骨神経前方移動術
2）小指伸筋腱の短縮と環、小指の鈎爪変形矯正（lasso 法）
3）示指支持性の獲得（Neviaser 法）
4）長掌筋移行の再手術

図116　橈骨神経高位麻痺＋尺骨神経低位麻痺合併例

70歳　男性、36年前機械に挟まれ受傷
上腕骨骨折、橈骨神経麻痺となる
7カ月後に骨折手術、9カ月後腱移行術を受ける
数年前より箸使用不能、書字困難となる
小指の屈曲拘縮著明

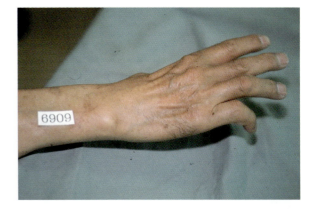

図117
右手関節掌屈の状態

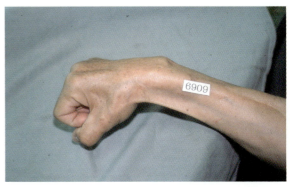

図118
長母指伸筋の
bowstring が目立つ

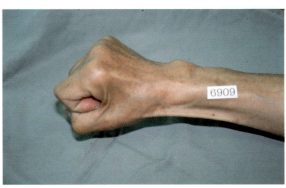

図119
母指対立可能であるが、
つまみ動作時不安定

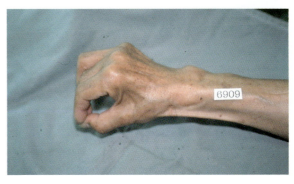

第3章　末梢神経障害、筋の外傷、麻痺性疾患あるいは頸髄損傷による麻痺手の再建について　　73

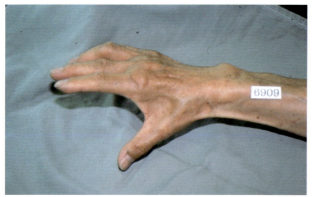
図120
母指内転筋萎縮

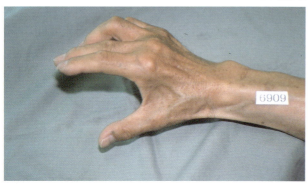
図121
母指対立可能であるが、内転伸展不能

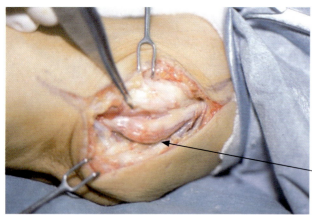
図122
尺骨神経前方移動術

尺骨神経腫脹、絞扼

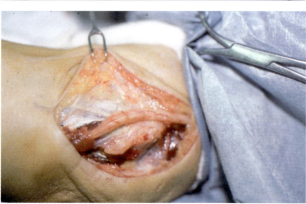
図123
尺骨神経前方移動
（Learmonth法）

手術所見

1）尺骨神経前方移動術：肘関節尺側を中心に末梢、中枢にカーブした皮切を加え尺骨神経を露出したところ、著明な腫脹と末梢に絞扼があったのでこれを中枢、末梢に剥離した上、皮下前方移動を行い、さらに加えて神経が尺側に移動しないように尺側手根屈筋筋腹を一部裂き、これをもって神経を覆う Learmonth 法を行った。
(122,123)

2）小指伸筋腱の短縮と lasso 法：lasso 法を有効にさせるためには、MP 関節が伸展出来なければならないので、小指伸筋腱の短縮をまず行い、次に環、小指の掌側基部を開き腱鞘 A1 を展開、同時に環指の浅指屈筋をやや末梢で切離、これを前腕掌側に引き出し、2 本に裂いて再び手根管を通して環、小指基部に引き出し、それぞれ腱鞘 A1 にひっかけ末梢に反転して同腱に縫合する lasso 法を行った。なお、この症例では小指の屈曲拘縮が強かったので、できるだけ伸展位で鋼線固定したのであるが、結果的に不十分で外科的に伸展させておくべきであった。 (124〜126)

3）示指支持性の獲得（Neviaser 法）：橈骨神経麻痺にこの方法を行うのは迷いがあったが、長母指外転筋筋腹の色も神経縫合後 36 年も経過したので、回復の傾向がみられたのではないかと考え、この方法を行うこととした。手術は型通り筋腹を十分剥離、接している他の外転筋の腱、筋膜を採取しこれをもって延長し、示指第 1 背側骨間筋へ縫合した。 (127)

4）長掌筋移行の再手術：手関節の橈背側と前腕橈側を開き移行腱（長掌筋）を露出、剥離し、これを前腕部で長く Z 型に切腱し、末梢の腱端を手関節背側に引き出し、リスター結節部で伸筋支帯で作られている本来の長母指伸筋腱のコースを展開、伸筋支帯を切ることなく、モスキート鉗子あるいは腱剥離鉗子を用いて腱の滑走する pullley を広げる。数年以上経過した症例では、支帯が固く癒着しているのでリスター結節の橈側に伸筋支帯を開いて新しい pulley をしっかりと作り、その中に末梢腱端を通した方が良いかも知れない。このようにして末梢の腱端を中枢方向に牽引したところ母指は MP 関節、CM 関節で伸展するようになった。最後に手関節背屈 45°くらいで、Z 型に切腱した中枢の腱端と interlacing suture した。 (128)

現在、術後 3 カ月あまりでリハビリテーション中ではあるが、bowstring は消失し、母指の伸展、内転がわずかずつ可能となり、つまみ動作が安定したので、書字、箸使用可能、ボタンかけ、鋏使用も可能となった。またパソコンのマウスも使いやすくなった。 (129〜134)

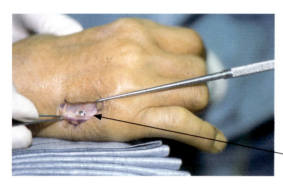

図 124
小指伸筋短縮

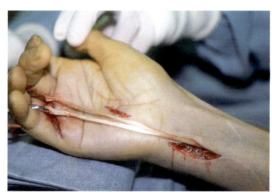

図 125
環指浅指屈筋腱を二尾とする

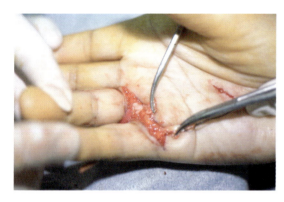

図 126
環、小指に lasso 法
(環指浅指屈筋を利用)

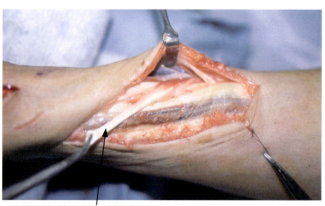

図 127
長母指外転筋切離　移植腱を縫合、延長し Neviaser 法を行う

図 128

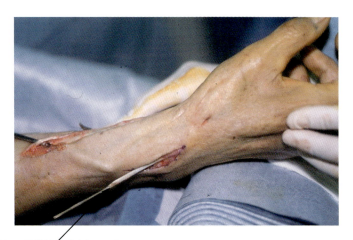

長母指伸筋腱 + 長掌筋を背側に戻す
前腕末梢で切断、末梢腱端をいったん母指背側に引き出し、さらにリスター結節の尺側、伸筋支帯の下をくぐらせ、再び中枢の長掌腱と延長、縫合

■ 術後 2 カ月の状態

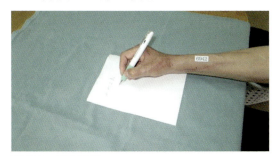

図 129　書字可能

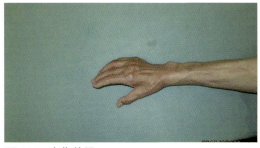

図 130　各指伸展

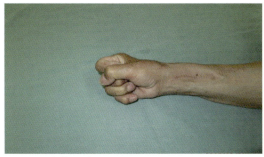

図 131　各指屈曲

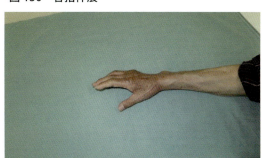

図 132　母指外転

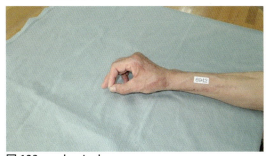

図 133　pulp pinch

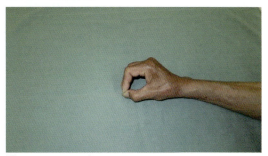

図 134　tip pinch

この症例の最も問題点となっているのは、母指の伸展、内転が不可能となっていったことであり、その原因は長母指伸筋腱を末梢に引き出し、rerouteし皮下を通し橈側へ移動、長掌筋と縫合したために外転は出来ても伸展が不可能となったからである。また、いつごろからか不明であるが、肘部管症候群が起こったために尺骨神経支配領域の筋萎縮を来たし、母指の内転と示指の不安定性が生じたものと考えられる。

　高位橈骨神経麻痺と低位尺骨神経麻痺（肘部管症候群）の合併例に対する一般的な手術は次のように行えば良い。

症状:下垂手（手関節の背屈不能、手指伸展不能）、環、小指の鉤爪変形、母指内転筋、骨間筋萎縮、つまみ力減退

術式: 1）下垂手に対する手術

　　　　a）円回内筋を長、短橈側手根伸筋へ移行

　　　　b）長掌筋を長母指伸筋へ移行

　　　　c）橈側手根屈筋を総指伸筋へ移行

　　　2）尺骨神経前方移動術

　　　3）鉤爪変形の矯正

　　　　a）lasso法（拘縮の軽度の場合）

　　　　b）Bunnel変法（示、中、環、小指の鉤爪変形の場合）

　　　4）つまみ力の減退に対する手術

　　　　a）Neviaser法－長母指外転筋を第1背側骨間筋へ移行

　　　　b）浅指屈筋を母指内転筋付着部へ縫合

　これらを、一回の手術で行うことは出来ない。なぜなら手術直後のスプリント、あるいはギプス固定の肢位がそれぞれ異なり、機能訓練の方法も違うからである。筆者は、上記1）の下垂手の再建を第1次手術、約2カ月後に2）、3）、4）の手術を第2次手術とした。ただし、尺骨神経前方移動術は第1次手術として行っても良い。

（2）ハンセン病による麻痺手

　前述のように筆者は、今まで多数のハンセン病による麻痺手を調査したが、そのうちの約65％は低位正中、尺骨神経であったので、これに対する手術例と症例は多くはないが、手術が複雑な高位橈骨、低位正中、尺骨神経麻痺例に対する手術例を報告する。このうち、症例2では術前corrective cast、バイブラバス、パラフィン浴などを行った。

症例1：低位正中、尺骨神経麻痺
　　第1次手術：鉤爪変形矯正手術（Brand 法）
　　第2次手術：母指対立再建（環指浅指屈筋移行）
症例2：高位橈骨、低位正中、尺骨神経麻痺合併例
　　第1次手術：円回内筋を長，短橈側手根伸筋へ移行
　　　　　　　橈側手根屈筋を総指伸筋、長母指伸筋へ移行
　　第2次手術：中指浅指屈筋腱を4尾となし、これらを示、中、環、小指の
　　　　　　　lateral band へ縫合（modification of Bunnell's method）
　　第3次手術：環指浅指屈筋を力源として母指対立再建

■　症例1　術前の状態（母指対立、つまみ動作不能、鉤爪変形著明）

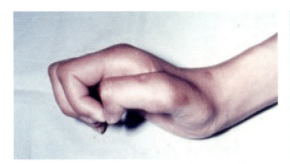
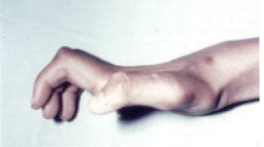

図135　低位正中、尺骨神経麻痺（ハンセン病）

■　症例1　術後の状態

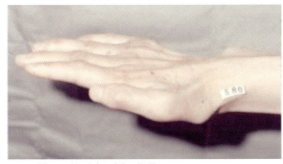

Brand法にて鉤爪変形矯正術後

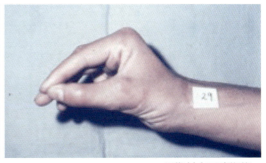

母指対立再建術後

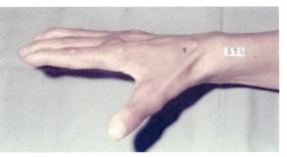

母指外転

図136　低位正中、尺骨神経麻痺（ハンセン病）

図137　症例2　高位橈骨神経　低位正中、尺骨神経麻痺（ハンセン病）

術前の状態

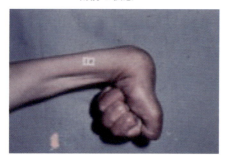

手関節背屈不能
手指伸展不能

第1次手術　　　　　第2次手術　　　　　第3次手術

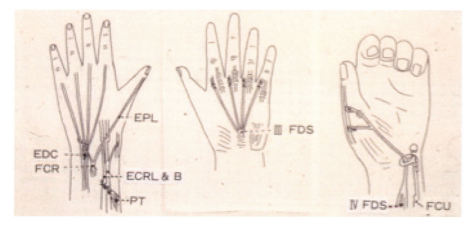

術後の状態　　　　　　　　　　術後の状態

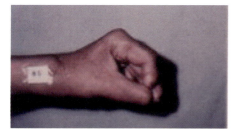

第1・2・3次手術術後の状態

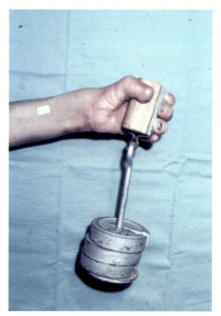

第1・2・3次手術術後

（3）ポリオによる麻痺手

　ポリオの新発生は本邦ではなくなったので、小児においてはポリオによる麻痺手はないが、成人ではこの疾患による麻痺手はみられ、特に高度の麻痺手は放置され、具体的治療方法についての報告も少ない。なお、20年あまり前、筆者が韓国へ治療のため呼ばれて行った頃は、未だ大勢のポリオによる後遺症をもった人々をみかけたし、また過去約20年間、毎年整形外科治療のため出かけているバングラデシュでは、ポリオによる後遺症に対する手術——主として麻痺足であるが麻痺手も一部あり——だけでも80名にも達しているなど非常に多い。さらに筆者の経験ではないが、インド、パキスタンなどでも流行があるようなので、国際交流が盛んになっていく中で、将来、ウィルスが日本にも侵入し、免疫のない小児に蔓延することが危惧される。これらのことを考えながら、筆者の本邦における経験は少ないが、他の疾患による麻痺手の治療上も参考にもなるので、具体的に2～3例を挙げ、考えてみることとした。なお、ポリオでは感覚障害がなく筋萎縮による運動障害のみであるので、筋萎縮、変形の割に機能は良い。

症例1：46歳、女性、ポリオによる右麻痺手（右正中神経低位麻痺に相当）

（138,139）

図138　46歳　女性　ポリオ

術前の状態

1983.3

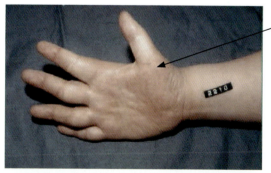

母指球の萎縮

母指の対立とpinch

1983.8

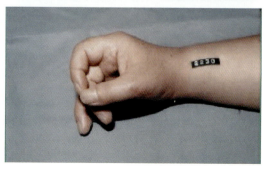

図 139　母指対立再建手術

術中

1983.3

環指浅指屈筋腱

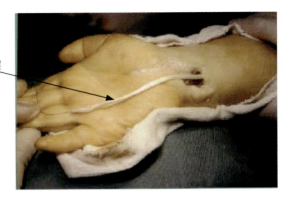

環指浅指屈筋腱 pulley に通す

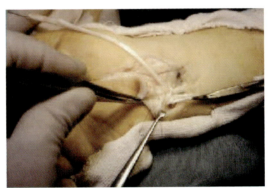

環指浅指屈筋を長母指伸筋へ縫合

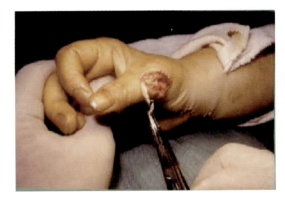

症状：正確なつまみ動作不能なので、小さな物をつまめない。書字やり難い、箸使い難い、ボタンかけ難い、紐を結び難い、紙をめくれないなど。母指球の萎縮（＋）、知覚障害なし。

手術：環指浅指屈筋移行術による母指対立再建

　単純な母指球の萎縮による母指対立障害のため手術は容易である。ただし、多くは発症から経過が長いので、しばしば母指内転拘縮があり、このような場合には内転拘縮解離手術が必要である。力源としては同様な理由から、筋力のある環指の浅指屈筋を用いるのが良いと思う。

症例2：29歳、女性、ポリオによる左麻痺手（左正中、尺骨神経低位麻痺に相当）

(140〜142)

症状：左手内在筋のすべてが筋萎縮、母指対立運動不能、つまみ動作不能、鉤爪変形、手指の屈曲、伸展可能、知覚障害なし。

■ ポリオによる正中、尺骨神経麻痺

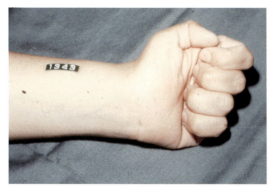

図140　手指屈曲

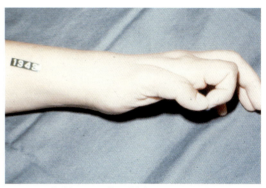

図141　術前　母指の対立、つまみ不能

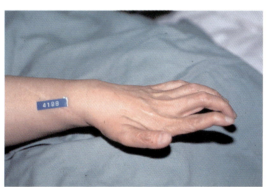

図142　術前　鉤爪変形

図143　母指対立再建（小指伸筋利用）

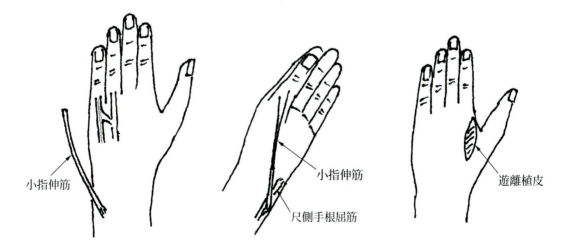

術式：a）左鉤爪変形矯正手術（Brand 原法）
   b）左母指対立再建、母指内転拘縮解離、遊離植皮　　　　　　　　　（143）

a）長橈側手根伸筋腱を付着部近くで切離、これを前腕背側に引き出す。足底筋腱を stripper を用いて採取、これを 2 つ折りにして前腕末梢部で長橈側手根伸筋と Brand の埋没縫合法により anastmose し、移植腱を末梢からそれぞれ 2 つに裂き 4 尾とし、示、中、環、小指橈側の lateral band へ縫合する。縫合の順序としては橈、尺方向のバランスを考えて中指、示指、環、小指の順としている。それから腱縫合時の緊張であるが、手関節背屈位、MP 関節屈曲位で強めの緊張としているが、一般的に緊張が弱い傾向があるようである。長橈側手根伸筋を力源とした場合は、手指の拘縮の状態や変形の程度にもよるが、緊張が強すぎることはないように思っている。

b）この症例では、母指対立再建のための力源として小指伸筋を用いた。すなわち小指の伸筋腱を MP 関節レベルで切離、これを前腕背尺側に引き出し、さらに皮下を通して前腕末梢から掌側に回し母指へ移行した。この際術後、小指伸展制限を生じないように小指伸筋腱を Z 型に一部残し、これを環指の総指伸筋腱に縫合している。また移行腱は筋腹が十分でるまで剥離することが大切である。なお、移行腱の縫合をする前に 1st web の解離手術と遊離植皮を行い、母指を外転位、手関節掌屈位とし、移行腱を 2 つに裂き長母指伸筋腱へ縫合した。

術後の状態　　　　　　　　　　　　　　　　　　　　　　　　　　　　（144,145）

■　術後　2015.2

■　1983.12

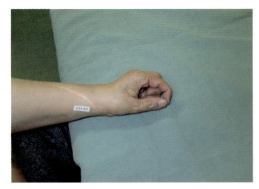

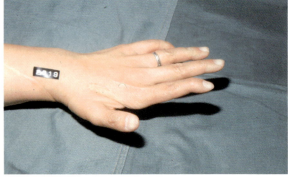

図 144　つまみ動作

図 145　鉤爪変形矯正術 (Brand 法) 後

症例 3：29 歳、女性、ポリオによる右麻痺手（正中、尺骨神経低位麻痺に相当）

(146 ～ 150)

■ 1976.5　術前

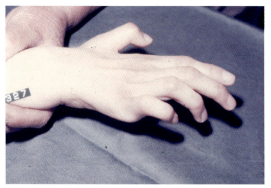

図146　鈎爪変形

■ 1976.6

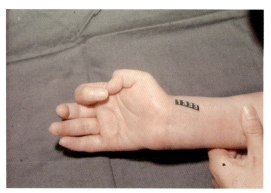

図147　母指対立不能

図148

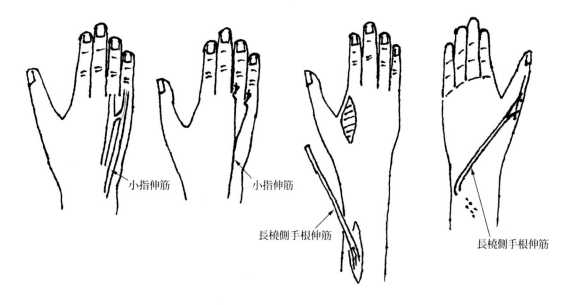

環小指鈎爪変形矯正　　　　　　　母指対立再建
（Fowler 法）　　　　　　　　　　（Henderson 法）

■ 1983.12

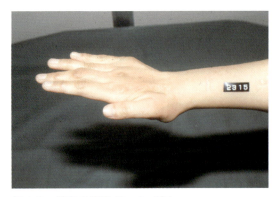

図149　術後の状態（Fowler法）
　　　　手指の伸展

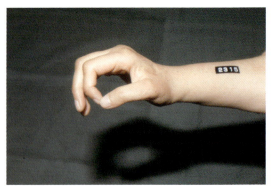

図150　Henderson法術後
　　　　つまみ動作

　ポリオではしばしば握力が弱く、指屈筋を力源とするのに迷うことがある。
　この症例では、筋力の強い小指伸筋を力源とし、末梢を2尾として、環、小指のlateral bandに縫合する方法（Fowler）を行い、変形を矯正することが出来た。ただし移行腱はMP関節を屈曲させるよう作用するので、術後、小指MP関節屈曲位とならないように、小指の伸筋腱の一部を環指総指伸筋腱に縫合しておいた。また母指対立のため、長橈側手根伸筋を前腕の尺側から掌側に回し、母指の伸筋腱に縫合する方法（Henderson）を行ったが、1st webの解離と遊離植皮を同時に行ったものの、移行腱縫合時の緊張が弱かったため対立位は不十分となった。なお、長橈側手根伸筋腱は移植腱をもって延長した。

症例4：22歳、男性、ポリオによる右麻痺手
　　　　（右正中、尺骨、橈骨神経高位麻痺、手指拘縮高度）

　右肩関節以下高度の麻痺、筋力は長母指屈筋が筋力4、他に筋力3が6筋あるのみで、右手はわずかしか動かない。ただし、手関節を背屈位に固定すると、屈筋の筋力はもう少し改善するようであった。　　　　　　　　　　　　　　　（151）
　また、示指～小指MP関節は強い伸展位拘縮を示し、握り、つまみ動作は全く不可能であった。これに対し、まずMP関節の伸展位拘縮を除去するため、何回もcorrective castを行った後、筋力は必ずしも十分でなかったが、円回内筋を橈側手根伸筋へ強い緊張をもって移行、同時にintrinsic tenodesisと指伸筋腱固定術を行い、さらに3カ月後、母指MP関節固定術と腱固定による母指対立再建を行った。術後、ある程度ではあるが、右手の単独動作が可能となった。　　　　　（152～155）

図151　Polio Palsy（ポリオによる麻痺手　27歳　男性）

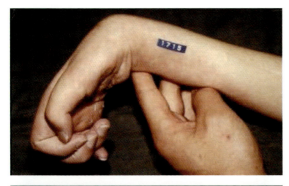

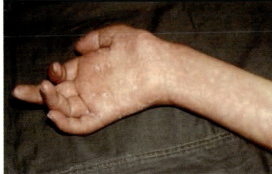

手関節背屈、手指伸展不能、前腕より末梢部筋萎縮著明

図152　Operative Procedure

【first operation】

■第1次手術
・円回内筋移行術
・総指伸筋腱固定術
・長母指伸筋腱固定術
・Intrinsic tenodesis
　（腱移植）

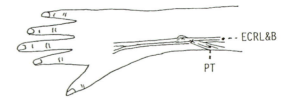

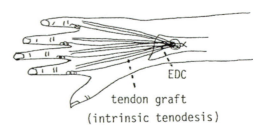

第3章　末梢神経障害、筋の外傷、麻痺性疾患あるいは頸髄損傷による麻痺手の再建について　87

図 153　Operative Procedure

【第 2 次手術】
・母指内転拘縮解離
・遊離植皮
・母指 MP 関節固定
・腱固定による母指対立再建

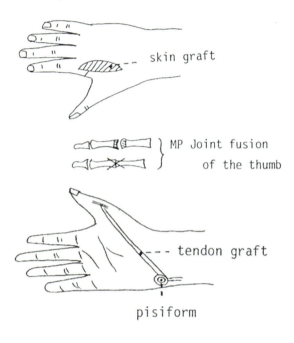

図 154　Polio Palsy

【第 1 次手術】

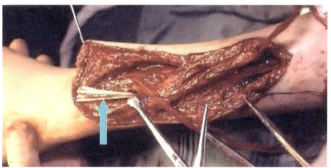

橈骨へ腱固定

【第 2 次手術】

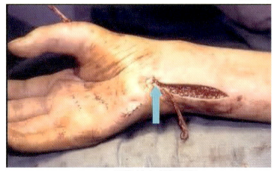

母指対立（腱固定）

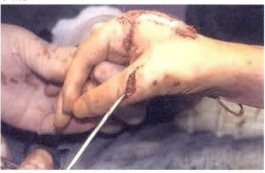

図 155　4 years after operation

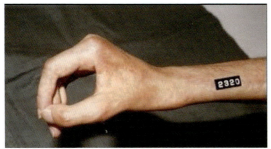
Fig.2

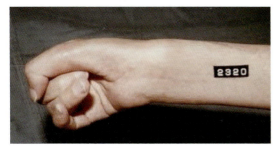
Fig.3

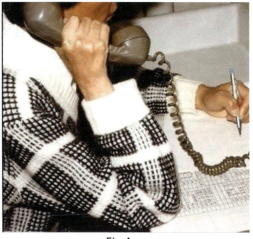
Fig.4
Taking up a receiver is possible

Fig.2:Pinch
Fig.3:Grasp

（4）分娩麻痺

　分娩麻痺は小児の腕神経叢麻痺ともいうべきもので、上位型2～3例に、肩、上腕部手術を行ったことがあるが、ほとんどは主として下位型重度である肘、前腕、手の手術で、年齢は1例を除いてすべて10歳～20歳で、保存的治療では回復不可能の症例であった。この項では、この下位麻痺で麻痺の型が異なる重度の具体例を挙げ、治療の方針、成績を説明する。　　　　　　　　　　　　　　　　　　　（156）

症例1：13歳、男児、右分娩麻痺（手関節、手指拘縮高度）
　出生時発生、今日までいろいろな保存的治療を行い、当初はある程度の回復がみられたが、その後7～8年は目立った回復はない。
　初診時所見：著明な下垂手変形を示す。各指の屈曲、伸展わずかに可能、手関節背屈不能、掌屈可能、肘関節屈曲可能で腕橈骨筋筋力は4＋くらいあった。またMP関節の過伸展拘縮高度、手関節掌屈位拘縮もあり、物をつかむこと、持つこと、つまむことなどすべて不可能で、廃用手の状態であった。　　　　　　（156,157）
　これに対しては、このままの状態で手術は出来ないので、治療方針を次のように計画した。

第3章　末梢神経障害、筋の外傷、麻痺性疾患あるいは頸髄損傷による麻痺手の再建について　89

■分娩麻痺（手関節、手指拘縮高度）

図 156
右手関節掌屈可能
手指屈曲わずかに可能

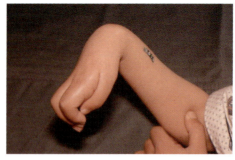

図 157
右手関節背屈不能
手指伸展わずかに可能

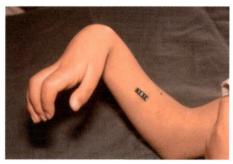

　拘縮の除去：10年近くもこのような変形のままであり、かつ成長もしているので手の拘縮は他動的に矯正するだけでは拘縮の除去は出来ない。筆者はバイブラバスの中で他動的伸展屈曲練習を行った後、corrective cast を行い、これを何度も繰り返すことによって拘縮の軽減を得ることが出来た。　　　　　　　　　　　　　　（158）
　その後の手術は2回に分けて行った。　　　　　　　　　　　　　　　　　（159）

図 158
Corrective cast

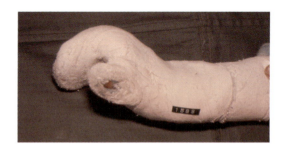

第1次手術：腕橈骨筋移行術

　腕橈骨筋を付着部より切離、これを中枢方向に剥離する。腕橈骨筋の支配神経はきわめて中枢にあるので、近くまで剥離しても神経を損傷することはない。そしてこれを末梢へ牽引して excursion を確認する。この症例は高度の下垂手変形があり、未だ拘縮が残っていたので、手関節をできるだけ背屈位とし、強い緊張をもって腕橈骨筋を短橈側手根伸筋腱へ移行、interlacing suture した。これにより自動背屈可能となり手関節の拘縮は軽快した。そして術後3週間を経て運動練習を開始し、術後約7〜8週間後に第2次手術を行った。

第 2 次手術：母指 MP 関節固定術、長母指伸筋腱固定術、intrinsic tenodesis（腱移植）、腱固定による母指対立再建術、母指内転拘縮解離術、遊離植皮

まず母指 MP 関節を伸展位で関節固定する。同時に長、短母指伸筋腱を橈骨遠位端より中枢、4〜5cm 付近に腱固定する。また intrinsic tenodesis のために足底筋腱を移植腱として stripper で採取する。総指伸筋にはある程度の伸展力があったので、手をつけなかった。つぎに母指 CM 関節は約 45°背屈位で橈骨遠位端から近位 3〜4cm（小児のため）の所へ腱固定、また移植腱は 4 尾として橈骨遠位端 3〜4cm の所へ腱固定、末梢は示、中、環、小指の lateral band に縫合する。このとき手関節は、背屈 45°、MP 関節は、できるだけ屈曲位とする。これにより MP 関節の過伸展拘縮は起こらないと思う。

最後に母指対立再建であるが、まず母指、示指間、背側を切開、母指内転筋、骨間筋を尺側寄りの部分で切離、外転させ、皮膚欠損部には遊離植皮を行う。

この後で切腱した短母指伸筋腱を母指 MP 関節背側に引き出し、reroute してこれを母指対立位、手関節掌屈位で尺側手根屈筋腱付着部に通し、緊張やや強くし腱固定する。

(159)

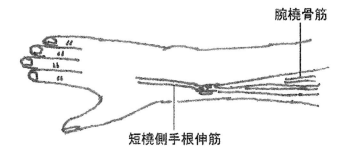

図 159　第 1 次手術

腕橈骨筋移行術

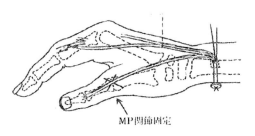

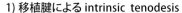

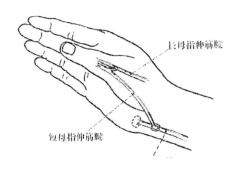

第 2 次手術

虫様筋、長母指伸筋腱固定術、
母指関節固定術、母指対立再建

1) 移植腱による intrinsic tenodesis
2) 長母指伸筋、総指伸筋腱を橈骨背側へ腱固定
3) 母指 MP 関節固定術
4) 母指対立再建：短母指伸筋をその中枢部で切離、末梢腱を MP 関節部に引出し、reroute して母指 MP 関節部から手関節掌側に引出し、尺側手根屈筋腱の末梢端に引き出し、母指が対立位となるようにここへ縫合する

術後、約5週間で機能訓練を開始したが、力は弱いがある程度のものは把持、つまみ動作が次第に可能となり、補助手として使用可能となった。　　　（160〜164）

この手術のポイントは1）手指MP関節の伸展拘縮の除去、2）筋力のある腕橈骨筋を移行して手関節の背屈力を獲得、key jointとして機能することが出来るようにすること、3）母指MP関節固定のほか、腱固定をバランスよく行い、弱い筋力を有効に生かすことなどを考え手術の計画を立てたことであろう。

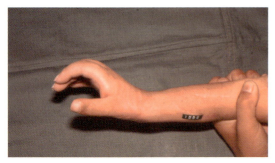

図160　手指伸展の状態

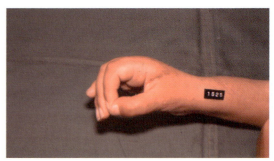

図161　指屈曲、ピンチの状態

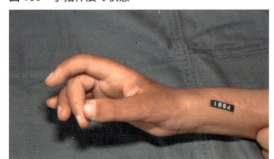

図162　指屈曲、側方つまみ

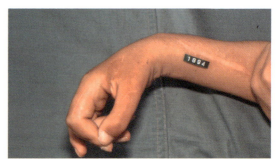

図163　手関節掌屈の状態

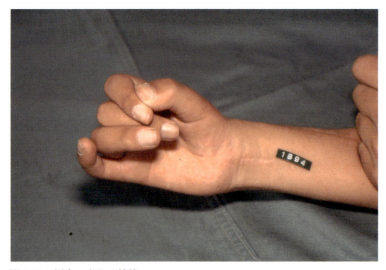

図164　側方つまみの状態

症例2：12歳、女児、左分娩麻痺

症状：左前腕回内不能、常時回外位をとる。左手関節が動かない、母指が伸展出来ない。これらのため茶碗を持って食事をとれない、つまめない、物をつかめない、ボタンをかけられない、タオルを絞れない、両手で洗面出来ないなど、ほとんど左手は使えない状態であった。なお、手関節の背屈力は4、掌屈力は0〜1程度であったが、手指の屈曲、伸展は3程度であり、手を使えないのはそのpositionに問題があると考えられた。

(165)

図165　分娩麻痺　12歳　女児
　　　手関節掌屈不能、前腕回内不能、母指伸展不能

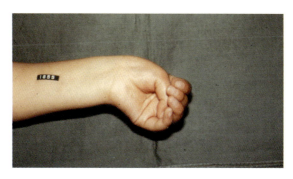

これに対しても手術は2回に分けて行った。

第1次手術　　　　　　　　　　　　　　　　　　　　　　　　　　　　　　(166)

橈骨遠位端から近位3〜4cmのところで、長母指伸筋腱を腱固定する。腱を中枢に牽引して母指、CM関節が軽度背屈位になる程度のところで腱固定する。

第2次手術：腕橈骨筋移行術、前腕回内再建術（Zancolli）　　　(166)

腕橈骨筋を付着部より切離し、これを中枢方向に十分に剥離し、excursionを確認してから手関節を掌屈位として橈側手根屈筋へ移行する。

次に肘関節屈側にカーブした皮切を加え、上腕二頭筋腱を十分付着部まで剥離、付着部からZ型に切腱、その末梢腱端を橈骨、尺骨の骨間を通して背側に出し、中枢の腱端としっかりと縫合する。縫合部が短くなりがちなため、切腱部はできるだけ長くとる方がよい。

(167)

図 166
第 1 次手術

左長母指伸筋腱固定術

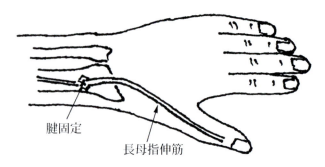

第 2 次手術　12 歳　女児

腕橈骨筋移行術

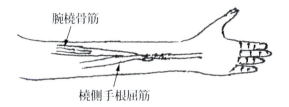

上腕二頭筋回内移行術

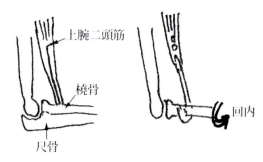

図 167　前腕回内再建の手術（Zancolli）

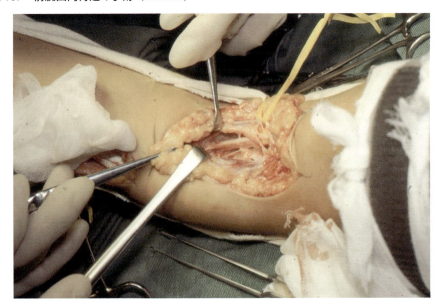

図 168　左母指、示指 pinch

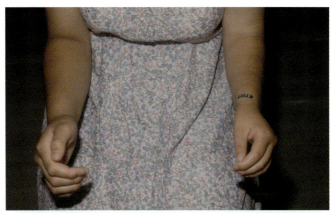

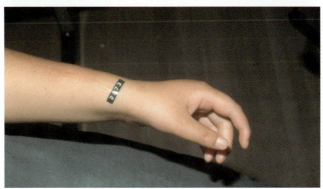

指の伸展

　術後 3 週間して機能訓練開始したところ、徐々に手指が使えるようになり、力は弱いがつまむこと、軽い物を下げることが可能となり補助手として使えるようになった。
（168）

　この手術のポイントは、力強い腕橈骨筋と上腕二頭筋を移行することによって前腕回内運動を可能にしたこと、腕橈骨筋を橈側手根屈筋へ移行し手関節の背、掌屈運動を可能にし、手関節のダイナミックな働きを利用出来るようになったことであり、この結果、筋力の弱い手指の動きも改善することが出来たということがいえる。

症例 3：11 歳、男児、左分娩麻痺（左肘屈曲不能、下垂手、前腕回外不能）
症状：左肘関節屈曲不能、前腕回内位をとり手関節背屈不能　　　　　（169 〜 174）
第 1 次手術
　左円回内筋および前腕屈筋群を上腕骨尺側上果部をつけたまま切離し、屈筋群を前腕末梢に剥離、肘関節を屈曲位とし上腕骨前面に骨切りした尺側上果を骨性に固定する。（Steindler 法）
（169,170）

第2次手術：左尺側手根屈筋と長、短橈側手根伸筋へ移行

2カ月あまりして後、尺側手根屈筋を付着部で切離、前腕中枢に剥離してから、これを前腕尺側から背側に回し手関節背屈位、前腕回外位で長、短手根伸筋へできるだけ末梢で縫合する。　　　　　　　　　　　　　　　　　　　　　　　　　　（170）

術後、3週間で運動開始、3～4週後には肘屈曲、90°くらいまで、手関節背屈、前腕の回内、回外も不十分ながら自動的に可能となり、手指を使いやすくなった。

（175,176）

図169　11歳　男児　肘屈曲不能

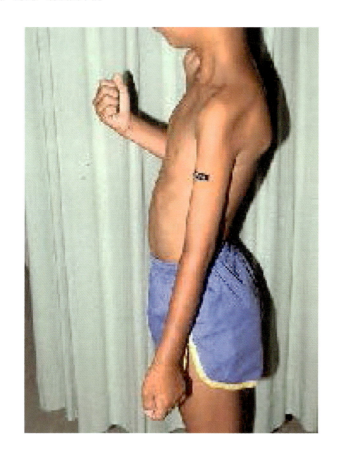

■ Steindler 肘屈曲再建

図170　第1次手術

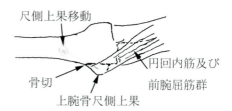

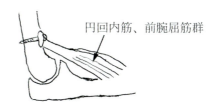

図171　Steindler 手術（術中所見）

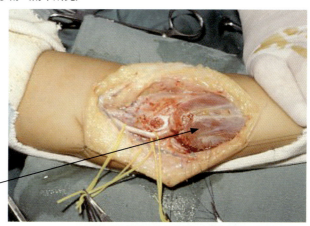

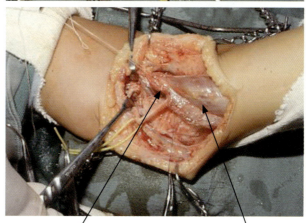

■ 第2次手術術前の状態

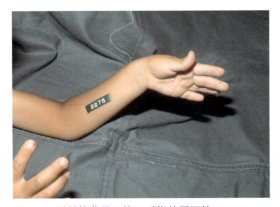

図172　手関節背屈不能、手指伸展可能

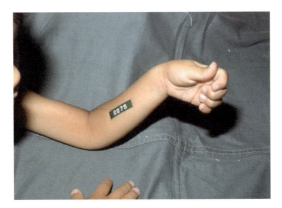

図173　手指屈曲の状態

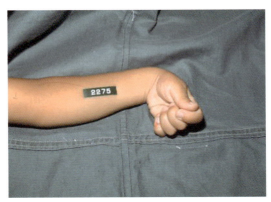

図174　手指屈曲、手関節掌屈の状態

■ 第2次手術術後の状態

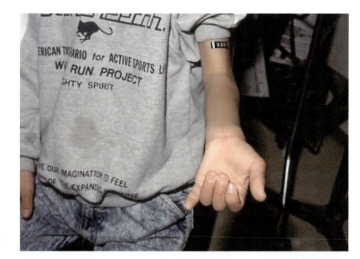

図175

左前腕回外

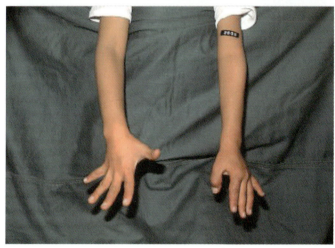

左前腕回内

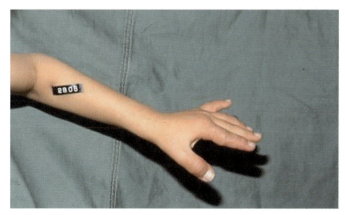

図176

手関節背屈、指の伸展の状態

補助手として使用可能

（5）頸椎症性神経根症

中年以上の人で頸部、肩、上肢痛と手のしびれ感を訴え、そのなかには手の脱力感、筋萎縮、知覚障害を合併することがある。これに対して頸椎の除圧手術が行われているが、麻痺が進行し筋萎縮を起こした症例では、手術により疼痛、しびれ感は消失、あるいは軽減したが、手の筋力、機能障害は回復しない例がしばしばみられる。このような症例には機能再建術の適応のある場合がある。症例を提示する。

症例1：47歳、男性、印刷会社勤務、左下垂手（橈骨神経高位麻痺に相当）

2006年2月頃より左上肢のしびれ感、手の脱力発生、同年7月左手関節の背屈、手指の伸展不能となり、某病院受診、上記診断を受ける。同年9月。頸椎C5-7の前方除圧術を受ける。

術後、疼痛は消失したが、手関節、手指伸展の筋力は回復しなかった。2007年11月当科へ紹介され、2007年12月（発症後、1年10カ月）麻痺手の再建手術を行った。

術前の筋力テスト、握力は表のとおりで、日常生活動作（ADL）は、茶碗を持てない、ボタンをかけられない、両手で洗面出来ない。タオルを絞れない、携帯電話、パソコンを使えない、車の運転がやり難いなどであった。　　　　　　　　　　（177,178）

図177　症例1：入院時所見（平成19年12月）

左手関節の自動背屈および手指の伸展不能で、徒手筋力テストはおおよそ次のようであった。

	筋　力		筋　力
上腕二頭筋	5	長母指外転筋	0
上腕三頭筋	5	長母指伸筋	0
腕橈骨筋	5	短母指伸筋	0
橈側手根屈筋	5	総指伸筋	0-1
長掌筋	5	固有示指伸筋	0-1
尺側手根屈筋	5	長母指屈筋	5
長橈側手根伸筋	1-2	浅指屈筋（Ⅱ-Ⅴ）	5
短橈側手根伸筋	1-2	深指屈筋（Ⅱ-Ⅴ）	5
尺側手根伸筋	1-2	手内在筋	4-5

握力：右　36.1kg　左　9.6kg

図 178　症例 1：術前写真

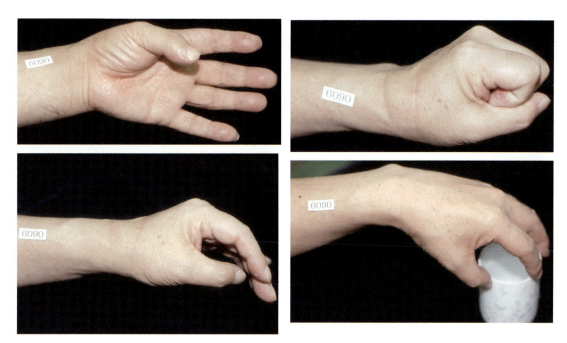

　手術は既述、橈骨神経麻痺（下垂手）に対する手術と同様な方法で次のように行った。　　　　　　　　　　　　　　　　　　　　　　　　　　　　　　　　　　　　（179）
　術後機能は改善し、約 3 年後には握力右 29.2kg、左 21.9kg となり、ADL も楽になり仕事に復帰出来た。　　　　　　　　　　　　　　　　　　　　　　　　　　　　（180）

図 179　症例 1：手術（平成 19 年 12 月）

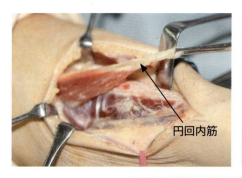
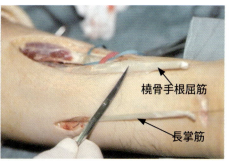
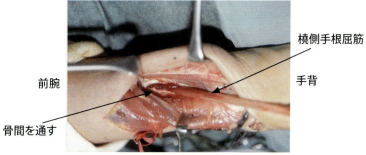

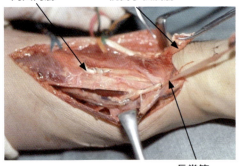
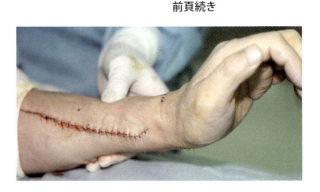

術式：a）左円回内筋移行術
　　　b）左橈骨手根屈筋移行術
　　　c）左長掌筋移行

図180　症例1：術後3年6カ月（2011年6月）

握力：右33kg　左22.9kg　つまみ力：右6.6kg　左5.4kg
左手関節背屈力：筋力　5－、掌屈力　5、　母指－小指伸展力　4＋、指屈曲力　5
手指伸展時の分離運動不十分なるも、移行腱の筋力は強くなっているので、
仕事は普通に出来ている。

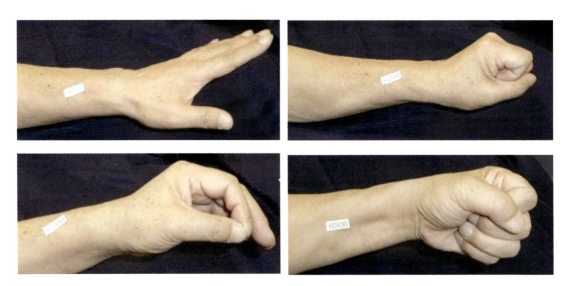

症例2：40歳、男性、配管業

（橈骨神経低位麻痺、正中、尺骨神経高位不全麻痺に相当）

2006年頃より右肩から手指にかけてしびれ感発生、手指に力が入らなくなった。同年9月、同病院で頸椎の除圧手術を受け、疼痛は消失したがしびれ感は治らず手の筋力も回復しなかった。2008年2月、当科へ紹介。

初診時所見：筋力テスト、握力は表のとおりで、ADL では鉛筆で書字出来ない。自動車のハンドルを回し難い、ハンマーをしっかり握れないので仕事がやり難い、ドライバーを回し難い、タオルをしっかり絞れない、ボタンをかけ難い、箸を使い難いなど。　　　　　　　　　　　　　　　　　　　　　　　　　　　　　　（181）

この症例では指の屈伸運動は可能ではあるが、屈筋、伸筋ともに筋力 3、4 であるために、力を要する仕事では極めて不自由であることが問題である。背側、掌側ともに、筋力があってこそ支持性が得られ力となるのであるから、どうしても伸展力と屈曲力を改善する必要がある。それ故、手術は II 期的に行った。

図 181　症例 2：40 歳　男性　配管業

2006 年頃より、右肩から手指にかけてしびれ感発生、手指に力が入らなくなった。2006 年 9 月、某リハビリテーションセンターにおいて、頸椎の手術を受けた結果、疼痛は消失したが、しびれ感は軽快せず、手の筋力も回復しなかった。平成 20 年 2 月、当科初診。

初診時所見：母指球筋萎縮（+）　握力：右 10.4kg　左 44.1kg
　　　　　　つまみ力：右 2kg　左 6kg　知覚正常

ADL：ペン、鉛筆で書字の時、手指に力が入らず、震えてしまい、うまく書けない。車の運転時、ハンドルをうまく回せない。ハンマーをしっかり握れないので、しばしば左手を打ちつけてしまう。ドライバー回し難い。タオルをしっかり絞れない。ボタンをかけにくい。箸が使いにくく、魚の肉をはずせない。

徒手筋力テスト			
	筋　力		筋　力
腕橈骨筋	5	長、短母指伸筋	4
総指伸筋	3	長母指屈筋	5-
固有示指伸筋	3	深指屈筋	4-
固有小指伸筋	3	浅指屈筋	3-
長、短橈側手根伸筋	5-	短母指外転筋	4-
尺側手根伸筋	5-	母指対立筋	4-
円回内筋	5-		

2009 年 2 月（発症後約 3 年）、第 1 次手術：右腕橈骨筋移行術　　　　　　（182）

腕橈骨筋を十分剥離、手関節 45°背屈位、示、中、環、小指伸展位で総指伸筋へかなり強い緊張をもって縫合した。

図182 症例2：第1次手術（2009年2月）　　　術式：右腕橈骨筋移行術

術後2カ月（2009年4月）所見

握力 右16.3kg　左38.6kgに回復。箸もドライバーも使えるようになり、5月より原職に復帰した。手指の伸展力は改善し、安定した。

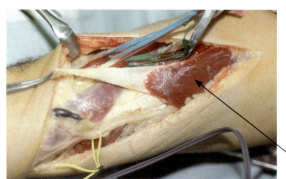

腕橈骨筋

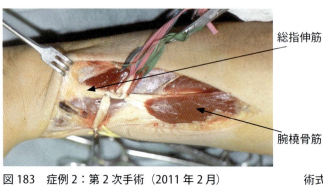

総指伸筋

腕橈骨筋

図183 症例2：第2次手術（2011年2月）　　　術式：長橈側手根伸筋移行術

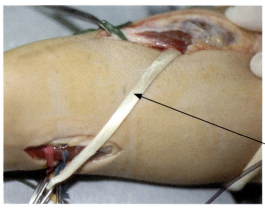

長橈側手根伸筋

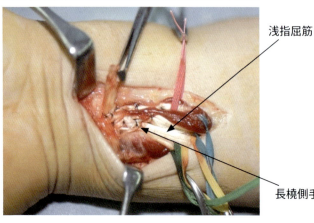

浅指屈筋

長橈側手根伸筋

図184 症例2：術後写真

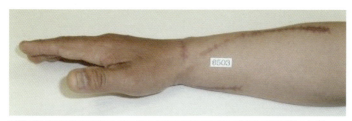
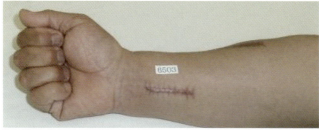

術後2カ月所見
（2011年3月）

握力：右 24.4kg　左 41.2kgと改善、箸はもちろん、ハンマー、ドライバーも使え、仕事がほぼ普通に出来るようになった。

　これによって術後2カ月には、右握力16.3kgと改善したが、握力を一層改善するために、さらに2年後、第2次手術（183）として長橈側手根伸筋を筋力の弱かった浅指屈筋へ移行した。その結果、術後2カ月には、握力右24.4kg、左41.2kgと改善、書字も可能となり、箸はもちろん、ハンマー、ドライバーも使え、仕事がほぼ普通に出来るようになった。　　　　　　　　　　　　　　　　　　　（184）
　頸椎症による麻痺の場合、多くの筋が筋力3～4程度であることもあるので、拮抗筋を考え力源を選び、バランスの良い再建をしなければならない。

（6）神経内科疾患

　神経内科疾患については、基礎的研究のほか治療として薬物療法、リハビリテーションの進歩がみられるが、より学際的に対応する必要があり、ここに整形外科的研究、治療の必要が生じてくる。筆者は、かねてより一部の神経内科的疾患による身体障害に対して、外科的リハビリテーションを行ってきたので、症例は少ないがここに紹介することとした。

1）平山病による麻痺手（若年性一側上肢筋萎縮症）
　本疾患は平山恵造氏が1959年独立疾患として精神経誌に発表したもので、次のような所見があるといわれる。
　1）上肢遠位の筋萎縮、前腕筋、小手筋群など
　2）多くは一側性

3）障害手指に寒冷麻痺、姿勢時振戦

4）感覚障害なし

5）四肢腱反射正常、Babinski 徴候なし

6）発症の頂点は 15 ～ 17 歳、3 ～ 4 年で症状進行停止

7）男子が圧倒的に多い

8）病理学的には脊髄前角の虚血性壊死などである。

　筆者は 1 例しか経験していないが、これに対して機能再建を行ったので、これを提示し、どのように再建を行ったら良いか考えてみる。

症例：17 歳、男性

（橈骨神経低位麻痺、正中、尺骨神経高位麻痺に相当）

　15 歳の時、母指球の萎縮に気付く。箸を使い難く、書字も困難となり、紐もうまく結べなくなる。某病院神経内科で平山病と診断された。ここ 2 年間は麻痺は進行していないといって 2010 年 12 月、当科へ紹介された。

　入院時所見（2011 年 7 月）：右手は著明な鉤爪変形と母指屈曲変形を示す。筋力テスト、握力など表（185）のとおりで、ADL では箸を使えない、書字がうまく出来ない、右手でボタンをかけられない、小さな物をつまめない、紐を結べない、大きなものをつかめないなどであった。　　　　　　　　　　　　　（185 ～ 187）

図 185　入院時所見（2011 年 7 月）　　　　上腕囲：右 25.5cm　左 26.0cm

	筋　力		筋　力
上腕二頭筋	5	母指内転筋	0
上腕三頭筋	5	骨間筋	0 － 1
腕橈骨筋	5	短母指外転筋	4 －
回内筋	5	母指対立筋	4 －
長、短橈側手根伸筋	5	長母指屈筋	3 ＋
尺側手根屈筋	5	示指浅指屈筋	4
橈側手根屈筋	5	中指浅指屈筋	4 ＋
長掌筋	0 － 1	環指浅指屈筋	4
長母指外転筋	3	小指浅指屈筋	1 － 2
長母指伸筋	2	示指深指屈筋	3
短母指伸筋	1	中指深指屈筋	4
総指伸筋	4	環指深指屈筋	3
固有示指伸筋	4	小指深指屈筋	0 － 1
小指伸筋	3	小指外転筋	2

図186　術前写真（2011年7月）

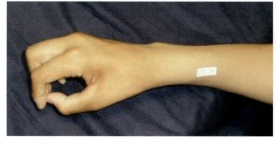
つまめない

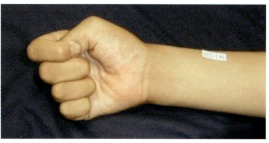
握ることは可能

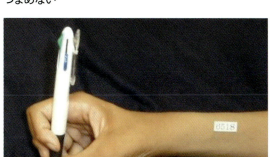
ペンをうまくもてない

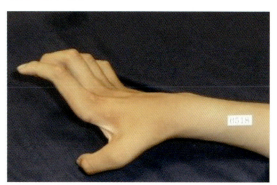
鉤爪変形、母指伸展不能

図187　入院時所見（2011年7月）

	右	左
握　力	5.7kg	31.4kg
つまみ力	0.5kg	6.0kg

ADLでは、箸を使えない、書字がうまくできない。
右手でボタンをかけられない。小さなものをつかめない、紐を結べない。大きなものをつかみ難いなどであった。
著明な "鉤爪変形"（claw deformity）と母指の屈曲変形を示す。

　手術の方針：軽度の麻痺を含めた筋力テストから推定すると、C7、8、T1神経根の障害ということになり、麻痺の型からいうと橈骨神経低位麻痺、正中、尺骨神経高位麻痺の合併に相当する。このような場合、筋力2以下であれば腱固定を行ってもよいが、術後予想される手全体のバランスを考えて力源の選択や移行術の方法を進めなければならないところが難しいところである。要するに背側、掌側の拮抗筋筋力を考えながら、移行腱縫合時の緊張に注意することが大切と考える。
　この症例には次のように行った。　　　　　　　　　　　　　　　　　（188〜190）

術式：a）腕橈骨筋を長母指伸筋へ移行
　　　　b）Brand 原法による鈎爪矯正手術

a）長母指伸筋は筋力 2 であり腱固定でもよいが、少しでも自動伸展が出来るようにと筋力 5 である腕橈骨筋を移行した。

b）鈎爪矯正は単に MP 関節の過伸展と PIP 関節の屈曲変形を矯正するばかりでなく、MP 関節の支持性と屈曲力の改善を考えて Brand 法を行い、また MP 関節の伸展力がやや弱いので lasso 法は行わなかった。

術後 1 年 8 カ月の時点では鈎爪変形はほぼ矯正され、母指の伸展も可能となり、物を持ちやすく、箸も使え、書字も容易となった。バット（野球）も握れるという。つまみ動作の形は良いがピンチ力は変わらず、握力は明らかに改善している。

これは移行した長橈側手根伸筋の筋力により PIP 関節の伸展、MP 関節の支持性と屈曲力の改善によるものだと思う。　　　（術後写真と握力、ピンチ力 191,192）

術後、麻痺の進行はなかったと考えられる。

なお、この症例には、第 2 次手術として尺側あるいは橈側手根屈筋を示、中、環、小指の深指屈筋へ、円回内筋を長母指屈筋へ移行すればピンチ力も改善し、より有用な手になるであろうと考えられるが、学業の都合上、まだ行ってはいない。

図 188　術式

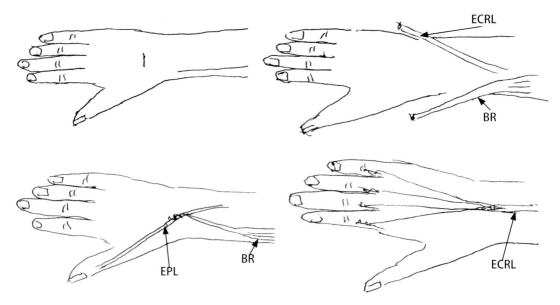

Transference　of the right BR to the EPL
Surgical reconstruction for the right clawed fingers
（Extensor many tai led graft of Brand）

図 189　手術（2011 年 7 月）

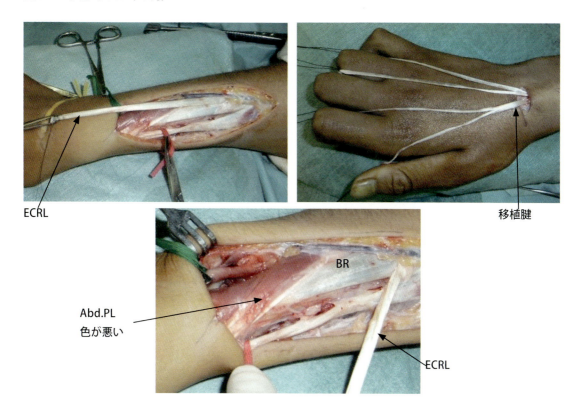

図 190　手術（2011 年 7 月）

Brand 原法による鉤爪矯正手術

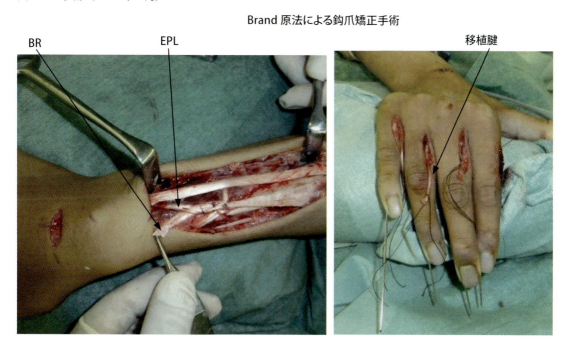

図 191　術後 1 年 5 カ月（2012 年 12 月）

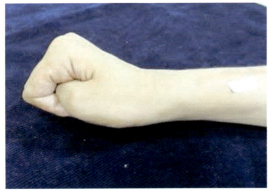
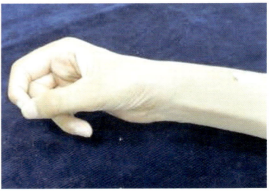
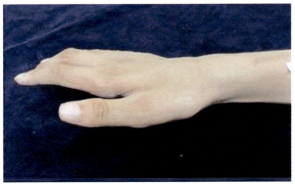

図 192　術後 1 年 9 カ月（2013 年 4 月）

	右	左
握　力	9.3kg	37.1kg
つまみ力	0.4kg	4.2kg

2）シャルコー・マリー・トウス病 （Charcot-Marie-Tooth Disease）　（193）

　この疾患は peroneal muscular atrophy といわれ、遺伝性運動性多発性神経障害で腓骨筋群の萎縮が著明なのが主症状であるが、手にも筋萎縮が現れ、極めて徐々に進行することもある。筋萎縮の進行が遅い場合には、再建手術の対象となることもある。

　この疾患では進行した症例を含めると、いろいろな麻痺の型があるので、それぞれについて筋力テストを正確に行い、これに基づいて術式を計画すれば良い。

図 193　Charcot-Marie-Tooth　Disease

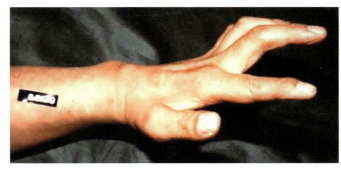

【症例：42歳　男性】

Before Operation

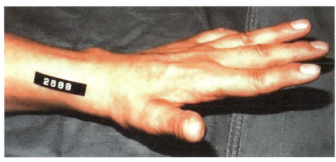

4 mos.after Operation

図 194　Brand による移植腱の埋没縫合

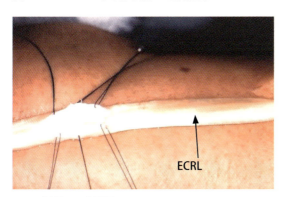

ECRL を開いて広げる

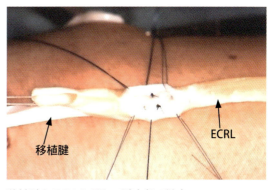

移植腱を ECRL に通して腱内部で縫合

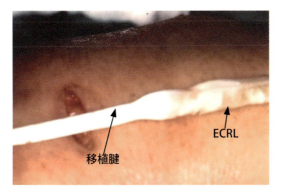

連続縫合で移植腱を包み腱の断端が出ないようにする

図 195　鈎爪変形の矯正（Brand 法）

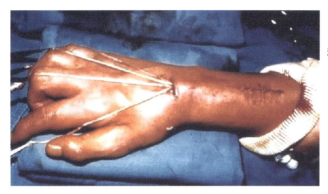

移植を 4 尾とする

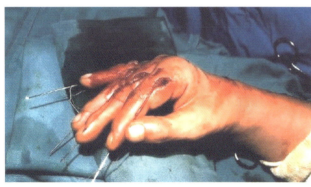

各指の lateral band へ縫合

図 196　環指浅指屈筋を力源とする母指対立再建

- "さる手"に対しては浅指屈筋移行による母指対立再建術を行い、有用な手にすることが出来た。

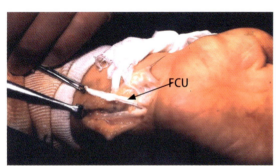

FCU で Pulley を作る

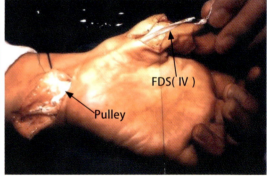

Pulley を通して FDS（Ⅳ）を母指へ移行

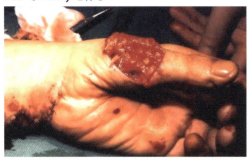

FDS（Ⅳ）を 2 尾として EPL へ縫合

図197　術後の状態

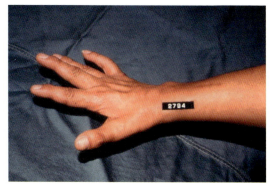
手指の伸展

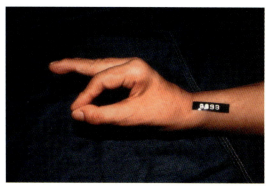
母指の対立、つまみ動作

症例1：（正中、尺骨神経低位麻痺に相当）　　　　　　　　　　　　（193〜197）

　この症例は低位正中、尺骨神経麻痺に相当するので、既述のように鉤爪変形に対してはBrand法による鉤爪変形矯正手術、"さる手"に対しては環指の浅指屈筋移行術を行い有用な手にすることが出来た。

3）ギラン・バレー症候群（Guillain -Barré Syndrome）
　　（橈骨神経低位麻痺、正中、尺骨神経高位麻痺の合併例）
（198〜203）

　この疾患も麻痺の程度はさまざまで、この症例（9歳、女児）では右手に高度の麻痺があり、ほとんど廃用手に近い状態で、橈骨神経低位麻痺、正中、尺骨神経高位麻痺であったが、指の伸展不能の状態は母指だけであったので、第1次手術として長母指伸筋腱固定、示、中、環、小指の鉤爪変形に対しては、lasso法を行い、第2次手術として長母指屈筋に腕橈骨筋を、示、中、環、小指の深指屈筋に長橈側手根伸筋移行、母指対立には小指伸筋を力源とし、これを尺側から掌側に回し母指へ移行する方法を行ったところ、後にバイオリンの弓を持って弾くことができるほどになった。なお、左手の麻痺の程度は軽く、母指対立再建を行い、不自由のない手にすることが出来た。

　この右手のような高度麻痺の再建を行う場合には、力源とすることの出来る筋はいくつかあって、このうち、力源とすることのできるのは何かを、まずしっかりと決めることと、またこの力源とする筋を有効に働かせるにはどの関節、あるいは腱を固定したら良いかについてよく考え、手術計画を立てなければならない。

図198 Guillain-Barré Syndrome（術前）

【9歳　女児、低位橈骨神経麻痺、高位尺骨正中神経麻痺】

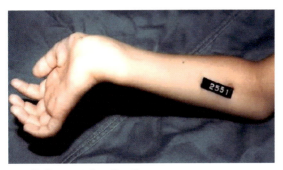

手関節掌屈、手曲屈曲不能

MMT	
ECRL & B	4+
BR	5
PT	4+
EPL	0
EDC	4
EDM	4+
FPL	0
FDP	0
FDS	0
Intrinsics	0

手関節背屈、示～小指伸展可能
母指伸展不能

図199 Guillain-Barré Syndrome

・第1次手術として長母指伸筋腱固定、示、中、環、小指の鉤爪変形に対しては lasso 法

【低位橈骨神経麻痺　高位正中、尺骨神経麻痺】

【第1次手術】

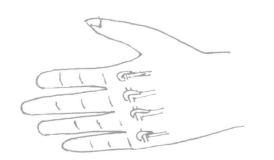

腱鞘 A1 に FDS を引っ掛ける（lasso 法）

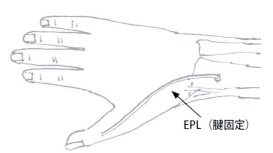

EPL（腱固定）

図200　Guillain-Barré Syndrome

・第2次手術として長母指屈筋に腕橈骨筋を、示、中、環、小指の深指屈筋に長橈側手根伸筋を移行、母指対立には小指伸筋を力源とし、これを尺側から掌側に回し母指へ移行する方法を行い、後にバイオリンの弓を弾くことが出来るほどになった。なお、左手の麻痺の程度は軽く母指対立再建を行い不自由のない手にすることが出来た。

【低位橈骨神経麻痺　高位正中，尺骨神経麻痺】

【第2次手術】

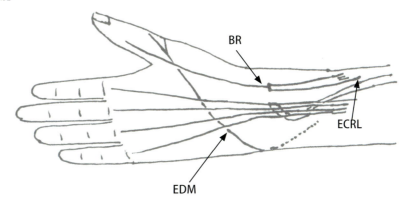

図201　Guillain-Barré Syndrome

【第1次手術】

麻痺した浅指屈筋腱を用いたlasso法（FDS利用）

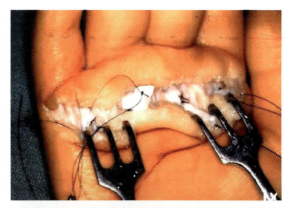

長母指伸筋腱を橈骨に固定
長母指外転筋腱のslipを手根伸筋腱に縫合
EPL
Abd.PL
腱固定

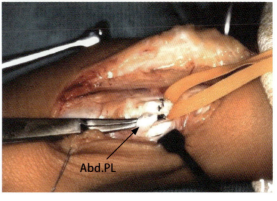

図202 Guillain-Barré Syndrome

【第2次手術】

腕橈骨筋、長橈側手根伸筋を出す。

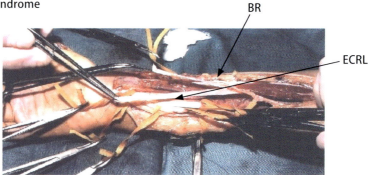

腕橈骨筋を長母指屈筋へ長橈側手根伸筋を深指屈筋へ移行。母指対立には小指伸筋を使用

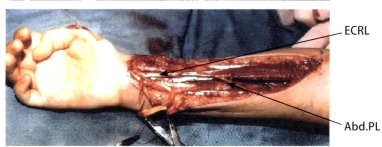

手術終了時の状態

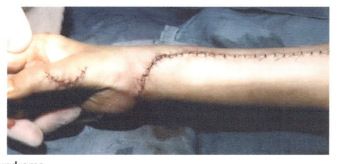

図203 Guillain-Barré Syndrome

【術後の状態】

母指外転
示〜小指伸展

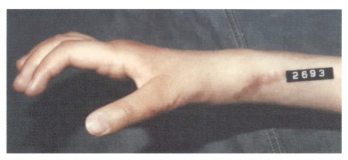

Lateral pinch

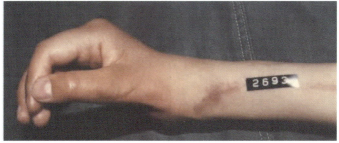

4）顔面、肩甲、上肢型筋ジストロフィー

症例1：30歳、女性（橈骨神経低位麻痺に相当）

■ 症例1　顔面肩甲上腕型筋ジストロフィー

図204
右母指伸展不能
小指伸展不十分

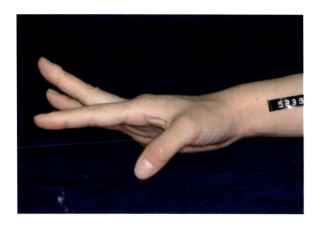

経過：25歳の時、背部痛、右肩挙上困難を訴え、某病院整形外科および神経内科受診。先天性ミオパチーと診断され、2000年4月、30歳の時、当科へ紹介された。初診時、肩の挙上制限はかなり以前からあり、右母指伸展困難となったのはこの3月からという。

家族歴として母親が筋ジストロフィーで、今回判明したことであるが、息子と同じ疾患であることが確認された。

入院時所見：右手内在筋に筋萎縮（−）、母指伸展不能、示指伸展弱く固有示指伸筋筋力2〜3、総指伸筋、示指4、環、小指5、握力右16.1kg、左24.2kgであり、また肩関節、外転、屈曲とも90°〜100°で、ADLとしては箸を使い難い、ボタンをかけ難い、小さいものをつまめない、紙をめくれないなどであり、本人は会社員のため、右母指を使えないと仕事上非常に困るので、何とかしてほしいという希望があったため手術を行うこととした。

2000年6月、小指伸筋移行術を行った。　　　　　　　　　　　　　　　　（205〜208）

手術時、長母指伸筋筋腹は萎縮し桃色であったが、小指伸筋筋腹は萎縮もなく色も良好で正常と思われた。手術時採取した長母指伸筋筋腹の病理診断は congenital muscular dystrophy ということであった。術後、5カ月の時点では握力右21.8kg、左28.7kg、ピンチ力右2.9kg、左3.0kgと改善、約17年経過した現在では、患手に関しては仕事上も日常生活もあまり困ることはなく、肩挙上も17年前と変わらないという。過去17年間では病状が進行してはいないと考えられる。

（209〜211）

図 205 小指伸筋を長母指伸筋へ移行

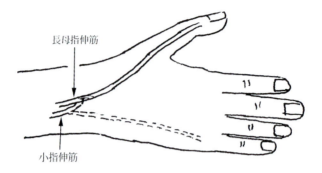

図 206 長母指伸筋々腹の変性

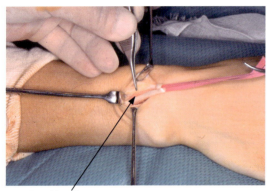

長母指伸筋々腹

図 207 小指伸筋々腹は正常

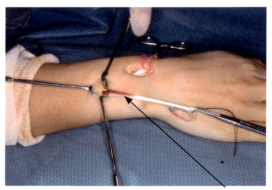

小指伸筋々腹

図 208 小指伸筋を長母指伸筋へ移行

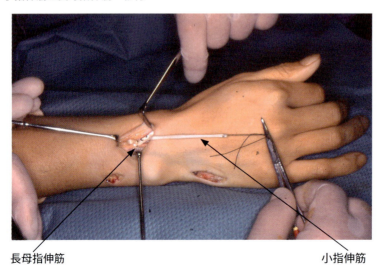

長母指伸筋　　　　　　　　　　小指伸筋

■ 術後15年

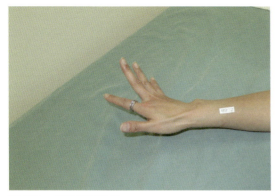

図209　母指伸展良好

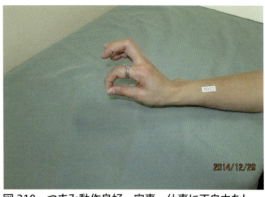

図210　つまみ動作良好、家事、仕事に不自由なし。15年間変化なし

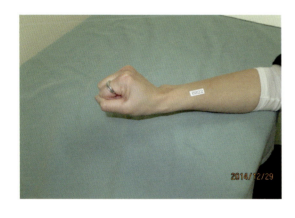

図211　母指屈曲良好

症例2：21歳、男性（症例2は、症例1の長男、長女は異常はないという）
　経過：小学生の頃から、両肩の挙上が不十分であったが中学まで運動はやっていた。しかし高校に入ってからは運動の部活は行わなかった。

2014年12月、母親に勧められ当科初診
　初診時所見：両側翼状肩甲変形著明、両肩関節、外転約90°、右手関節背屈力やや弱く、手指の伸筋では橈側が弱く尺側が強くなっている。すなわち母指IP関節伸展不能で長母指伸筋は筋力0に近く、示指伸筋がこれに次ぎ、中指は筋力3位、環指の伸展は正常であったが、小指伸筋はやや弱く、力源としては不十分と考えられる程度であった。握力右19.2kg、左32kg、ピンチ力右2kg、左4.4kgであった。
　　　　　　　　　　　　　　　　　　　　　　　　　　　　　　　　（212～215）
　20015年2月、手術（右長掌筋を長母指伸筋へ移行）　　　　　　　（216～218）

■ 症例2　症例1の子　20歳　男性

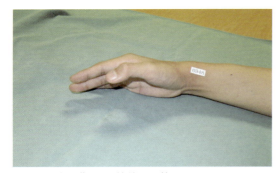

図212　右母指IP関節伸展不能

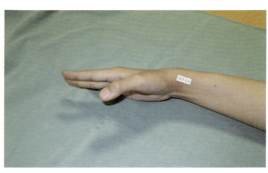

図213　示指、中指伸展

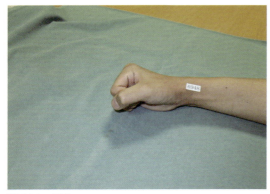

図214　屈曲

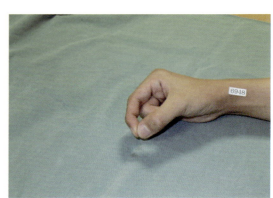

図215　つまみ動作

図216　長母指伸筋へ長掌筋を縫合

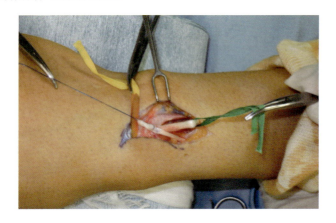

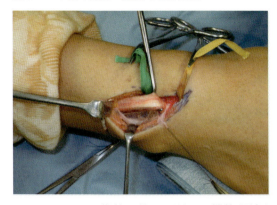

図217　中指の伸筋　筋腹の色が桃色

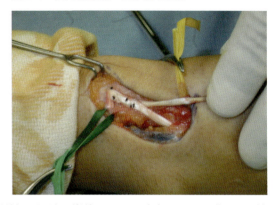

図218　長母指伸筋へ長掌筋を縫合

　術後、約2.5週して機能訓練を開始したが、術後25日の時点では、母指IP関節が伸展可能となり、握力右20.3kg、左34.6kg、ピンチ力右3kg、左4.2kgで改善の傾向がみられ、書字、箸使用もやりやすくなった。術後、まだ日が浅いが、すでに母指機能に改善がみられているところから、将来さらに有用な手になると予想している。

（219〜227）

■ 術後1カ月

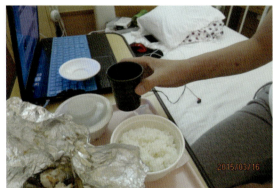

図219　コップを持つ

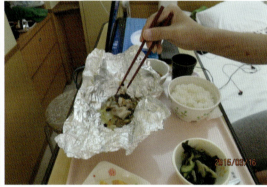

図220　箸を使う

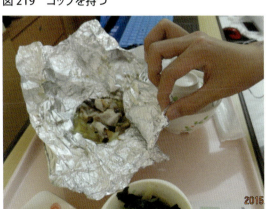

図221　小さいものをつまむ

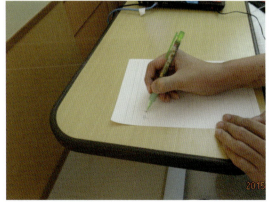

図222　書字動作

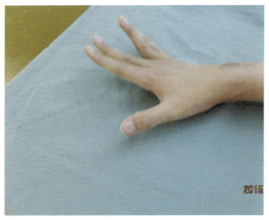

図223　母指の伸展

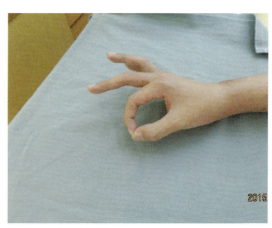

図224　つまみ動作

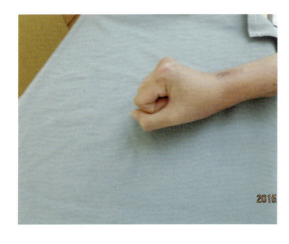

図225　指屈曲

　いずれにせよ、この母子は肩関節挙上が不十分であること、手指の母指、示指の伸展力が弱く、環、小指の伸展が良好であることなどは非常によく類似していることは明白であり、また症例1においては、術後17年経過しているにも関わらず病状の進行が見られなかったので、症例2も症例1と同様な経過をたどるものと期待している。

（7）重度外傷後後遺症

　前腕より末梢部の外傷はあまりにも多く、かつ多様であるので、一律に再建方法を決めることは出来ない。神経損傷ばかりでなく骨、筋肉の外傷による機能低下も麻痺による機能障害と同様にとらえ、特に重度の損傷の場合には、最終的に少なくとも手指のhook、grip、pinchが可能となるように術式を考え、組み立てていく必要がある。以下に参考になればと思い2例だけ挙げ、考えてみることとした。いずれも初期治療を終わり後遺症となった症例である。

症例1：右手指切断・拘縮（低位正中神経麻痺に相当）

　右手を機械に巻き込まれ示、中、環、小指切断、皮膚、軟部組織、内在筋の損傷を受け、母指の外転、つまみ動作が不可能となった症例

術前所見：右母指内転拘縮強く、外転、対立運動不能。IP関節屈曲は可能、つまみ動作もほとんど出来ない。母指が外転出来ないので片手で物を持つことが出来ない。知覚は尺骨神経領域に知覚鈍麻があるが、正中神経領域は正常であった。

（226～228）

図226 手の重度損傷

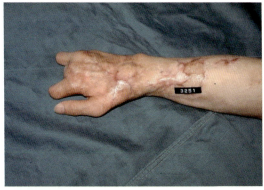

術前の状態

理学療法行うも効果なく、拘縮高度、小指切断、尺側手根屈筋も欠損

母指外転不能

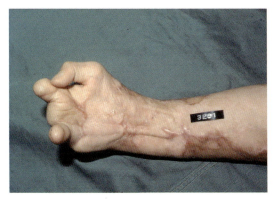

母指対立不能

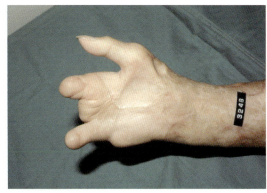

母指外転不能

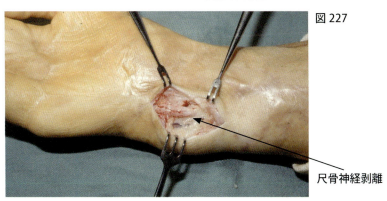

図227

尺骨神経剥離

図 228 母指内転拘縮解離手術

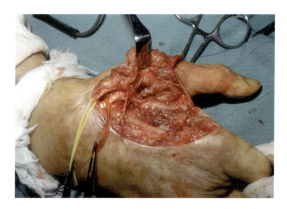

　手術：右母示指間背側に、図のような切開を加え、母指内転筋、骨間筋を第 2 中手骨近くで切離、これを CM 関節遠位まで進め、母指をできるだけ外転させた肢位で Kirschner 鋼線を刺入、固定しておき、尺側の皮弁を橈側に移動させ、その結果生じた尺側の皮膚欠損部へは遊離植皮を行った。次に小指伸筋腱をできるだけ末梢で切離、これを前腕の尺背側に引き出す。さらに尺側から掌側に引き出し、母指 MP 関節レベルで長母指伸筋腱に移行、縫合したが、縫合時、手関節を掌屈位とし、緊張はできるだけ強くした。

(229 〜 234)

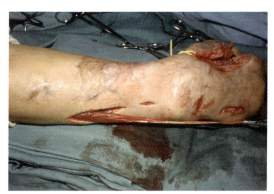

図 229　小指伸筋を切離

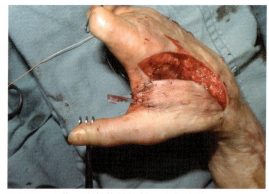

図 230　母指の内転拘縮解離、皮弁移動

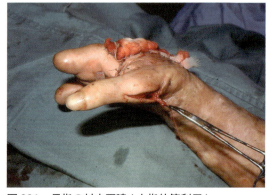

図 231　母指の対立再建 (小指伸筋利用)

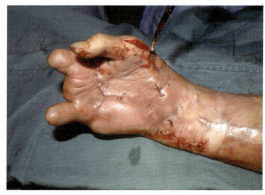

図 232　母指の対立再建 (小指伸筋利用)

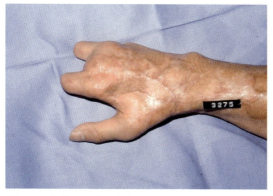
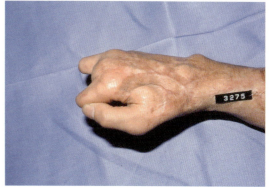

図233 術後 母指の外転　　　　　　図234 術後 母指側方つまみ

　術後の経過は良好で、母指外転が可能となったので、かなりの物を片手で持つことが出来、また母指と示指切断端との間でしっかりとした、つまみ力が得られるようになった。
(235)

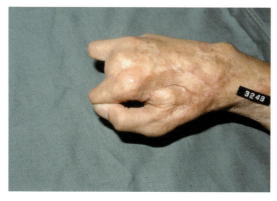

図235 術後 母指側方つまみ

症例2：24歳、男性、右手部亜切断による重度損傷手
（橈骨神経低位麻痺、正中、尺骨神経麻痺に相当）

　2004年3月、左手を撹拌機に巻き込まれて受傷。ただちに近くの総合病院へ入院、形成外科で計4回の手術を受け、リハビリテーションも行ったが、ほとんど手指が動かないので、2005年3月、当科へ紹介された。
　なお、受傷時の所見は、左手部尺側亜切断、第2、3、4、5中手骨骨折、すべての内在筋断裂、示指深指屈筋以外のすべての浅および深指屈筋は引き抜き損傷、尺骨動脈、神経断裂、正中神経不全断裂であった。
(236)

図 236　外傷による重度損傷手に機能再建を行った症例（左手 亜切断）

【受傷時写真】

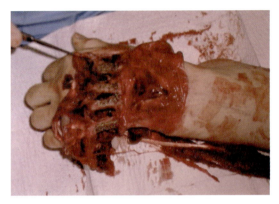
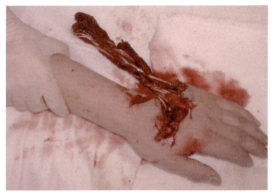
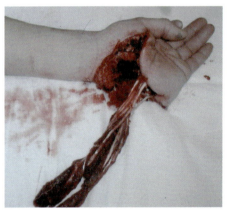

　前医での手術：第1回、（受傷時）、血行不良筋群を切除、第2〜5中手骨接合術、固有示指伸筋を長母指伸筋へ縫合、総指伸筋末梢腱端を手根骨へ縫合、示指浅指屈筋を中、環、小指深指屈筋末梢腱端へ縫合した。　　　　　　　　　　（237）
　2005年3月、（受傷後1年）当科初診　　　　　　　　　　　　　　　　　（238）

図 237　前医での手術（2004年3月）

第1回手術：血行不良筋群切除、第2〜5中手骨を骨接合、固有示指伸筋を長母指伸筋へ縫合、総指伸筋を手根骨骨膜に縫合、示指浅指屈筋を中環小指の深指屈筋に縫合、皮膚は一次閉鎖可能であった。
第2回手術：同年4月壊死した皮膚を除去して背部より free flap を施行。
第3回手術：同年8月瘢痕形成、腱剥離。
第4回手術：同年12月偽関節手術。

図 240　当科第 1 回術中写真

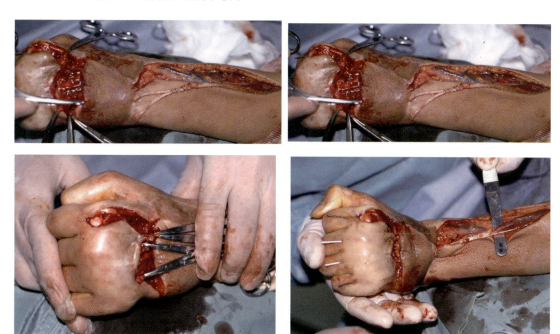

図 241　第 2 回手術（2005 年 7 月）

・母指内転拘縮解離および遊離植皮、母指対立再建、
　示中環指屈筋腱剥離、小指屈筋腱腱縫合

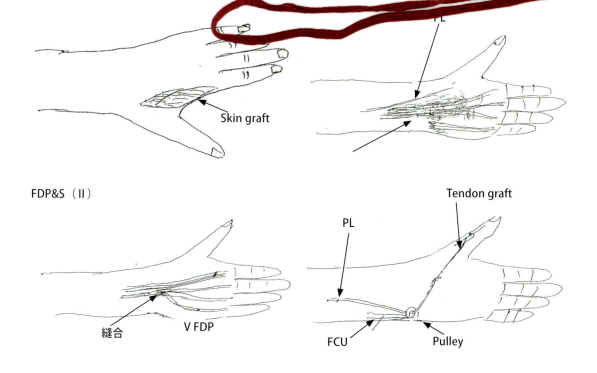

図 242　第 2 回　手術（2005 年 7 月）
母指内転拘縮解離および遊離植皮、母指対立再建、
示中環指屈筋腱剥離、小指屈筋腱腱縫合

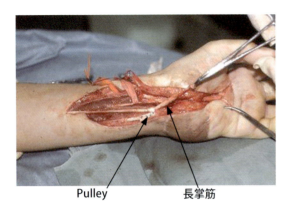
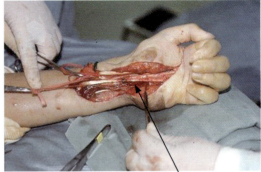

Pulley　　　長掌筋　　　　　　　　　　屈筋腱剥離

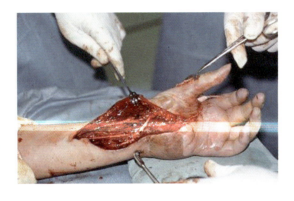

母指対立再建

図 243　第 3 回手術（2005 年 9 月）
正中神経縫合、尺骨神経・神経移植（2 本）

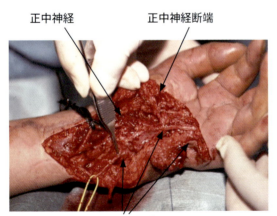
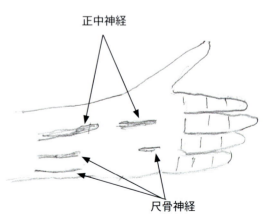

正中神経　　正中神経断端　　　　　　　正中神経

尺骨神経断端　　　　　　　　　　　　　尺骨神経

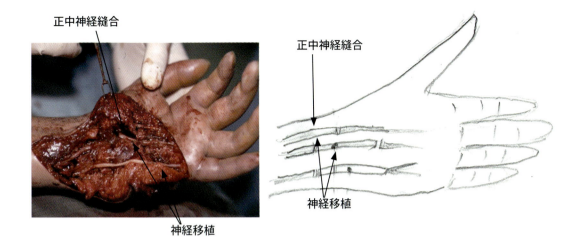

　初回手術後 5 年 8 カ月経過している時点では、左手は有用となり某病院に事務員として勤務、更衣に左手も使用、ボタンはめ、パソコン使用も可能となった。2011 年 2 月の測定で握力左 10.2kg、右 49.9kg、ピンチ力左 0.8kg、右 7.5kg であった。

（244,245）

図 244　その後の経過

- その後も握りを改善するために数回の腱剥離術、拘縮解離術を施行、最後に 2007 年 5 月に手関節背側の強い Bowstring を解消するため大腿筋膜を採取して伸筋支帯再建を行った。

- 初回手術後 5 年 8 カ月経過している時点では、左手は有用となり、某病院に事務員として勤務、更衣に左手も使用、ボタンはめも可能、2011 年 2 月の測定で握力左 10.2kg、右 49.9kg、ピンチ力左 0.8kg、右 7.5kg であった。

- この手術のポイントは、損傷をまぬがれた筋をいかにうまく力源として使うかにあり、この症例では腕橈骨筋を示、中、環、小指の伸展に、指屈曲には示、中指の屈筋を小指屈筋に縫合、母指対立には筋力が十分あった長掌筋を使うことによって、有用な手に再建することが出来た。

図 245　術後 9 年

grip

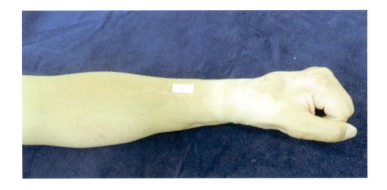

hook

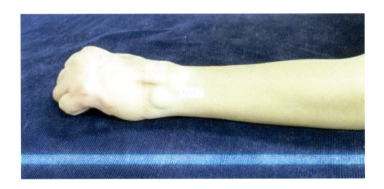

pinch

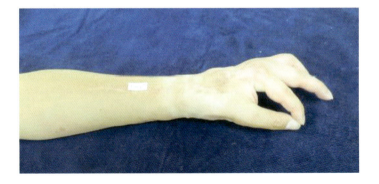

（8）頸髄損傷による麻痺手

　頸髄損傷による四肢麻痺は、障害のなかでも最も重い障害の一分野である。原因の大部分は交通事故、特に青年のオートバイ転倒事故が多く、その他、仕事中、屋根、高所からの転落事故、水泳中の飛び込み事故などであり、外国で見られるような銃器による事故は経験したことはない。

　頸髄損傷による四肢麻痺に対する上肢機能再建を行うに当たっては、いくつかの留意すべき点があるが、とりわけ本疾患は、脊髄損傷による障害が基盤となっているので、手のみを単独に考えてはならないということである。さらに大部分は、下肢は機能全廃、上肢の一部に機能が残存しているという状態なので、もし手術成績が悪ければ、残存していたわずかな機能までも消失させることとなり、その日常生活動作に対する影響は甚大である。これに反して手術成績が良好であれば、患者の満足度は片側上肢の重度神経麻痺よりも高く、必ず有用となると考えている。

　筆者が経験した症例は77例、99肢に手術を行ったが、手術の回数からいうと、多い例では1肢だけで肘、前腕、手指の背側、掌側と4回も手術を行っているが、少ない例では肘伸展だけの場合もある。また片肢のみ2～3回のこともあり、両側上肢の場合などいろいろである。中には麻痺の型が決めにくい例、たとえば筋力4以上を基準とした場合、このレベルの中に筋力3や2が入っているなどもしばしばあった。そして1肢に2回以上の手術を行った例もあるので、症例の数に比べると手術回数はかなり多くなっている。年齢は最低が14歳、男性、水泳中、飛び込みの時の事故、最高は54歳、男性、交通事故によるものであり、大部分は男性で、女性は3例のみであった。

　そして術後の手の機能を調べ、また患者の訴えを聞いてみると、反省すべき点、訂正すべき部分がいくつもあることが分かり、教訓となった。また術式あるいは適応についても筆者が行った方法よりも、さらに良い別の方法を考えられている方もありましょうから是非御批判、御教示をいただきたいと思う。

　以下に麻痺の分類、程度に応じた手術術式とその適応や注意点などについて説明する。

1）手術分類と術前準備

A）分類　　　　　　　　　　　　　　　　　　　　　　　　　　　（246,247,248）

　Zancolli による分類表（247）

　麻痺手の機能再建のためには脊椎骨の損傷部位ではなく、筋力を支配する髄節が

問題であり、Zancolliも最低有効残存筋を基準として分類した。もちろん、この分類の中に入らないもの、多少損傷レベルに混乱のあるものもあり、また左右差のあるものも、しばしばみられるが、機能再建を行ううえで極めて便利である。このほか国際分類やMobergの分類、さらに髄節を上、下の2つに細分する分類（矢部）もあるが、以下にはZancolliの分類に従って筆者が過去に経験した方法を中心に述べることとする。

B）手術の時期

少なくとも受傷後2〜3カ月もすれば、筋力の回復の程度はおおよそ予想でき、その時点で術式の決定をなしうるが、一般的には受傷後6カ月から1年以上、この間に障害の受容、脊髄損傷に対する基本的な訓練を行い、その後の経過をみてからが良いと思われる。

図246　Material and classification(Zancolli)

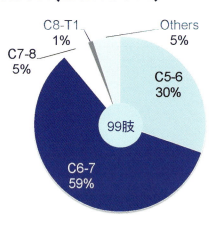

Material and classification(Zancolli)

Lowest Functioning Cord segment	Subgroup	Number of Hands	%
C5-6	1-B 2-A	9 21 } 30	30.3
C6-7	2-B: I 2-B: II 2-B: III	20 20 } 58 18	58.6
C7-8	3-A 3-B	3 2 } 5	5.1
C8-T1	4-A	1	1.0
Others		5	5.1
Total		99	100

Operative Procedure

Moberg's Procedure　　　　　　　　　　　　　29 elbows
Freehafer's Procedure　　　　　　　　　　　　5 hands
Zancolli's Pronation Transfer　　　　　　　　7 hands
Zancolli's Method and Other Reconstruction　83 hands

図 247　機能残存筋と機能分類
　　　　（MMT4 以上の筋力を有すること）

機能残存筋	国際分類	Zancolli
上腕二頭筋、腕神経叢	0	1－A
腕橈骨筋	1	1－B
長橈側手根伸筋	2	2－A
短橈側手根伸筋	3	2－B－Ⅰ
円回内筋	4	2－B－Ⅱ
橈側手根屈筋、上腕三頭筋	5	2－B－Ⅲ
固有小指伸筋、総指伸筋、尺側手根伸筋	6	3－A
固有示指伸筋	7	3－B
長母指伸筋、深指屈筋	7	4－A
長母指屈筋、尺側手根屈筋	8	4－B－Ⅰ
浅指屈筋	8	4－B－Ⅱ
母指球筋、母指内転筋		
小指球筋、骨間筋		

C）手術の順序

①　レベルの高い部位の損傷で肘伸展不能の場合には、まずこれを再建し、次いで手指の再建に移るほうが良い。少なくとも前腕、手指の機能再建のため腕橈骨筋移行を行う場合には、肘関節の支持が良好でなければ、この筋は効果的に作用しないことを知っていなければならない。

②　肘関節伸展再建術後、肘を伸展させることによって、前腕に回外作用が働くと、手掌が上方を向き、指のダイナミックな効果はなくなる。そのような場合、前腕の回内再建が必要となる。

③　最後に手指の再建を行うが、多くはこれを2段階に分け、第一次手術では手の背側を、第二次手術では掌側を行っている。そしてその間隔は、おおよそ2～3カ月で、若い人ほど早期に可能となる。

D）麻酔

　頸損麻痺手に対する手術を行う場合、全身麻酔下に出来れば問題はないが、それが出来ない時には、Moberg による肘伸展再建を含め、すべて腕神経叢麻酔で手術可能である。薬剤は1％キロシカイン、あるいは1％カルボカイン®20mlを使用し、手術時間が2時間以上におよぶ場合には0.5％マーカイン®6～7mlを混注すれば良い。筆者は、これまで大部分の症例に腕神経叢麻酔下に手術を行ってきた。

図248　Segmental innervation of muscles of the elbow, forearm, and hand.(Zancolli)

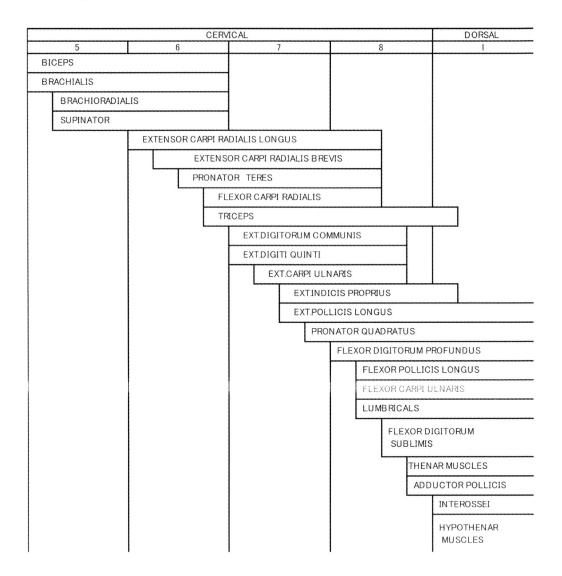

図249 頸損麻痺上肢の臨床分類（Zancolli,1979）

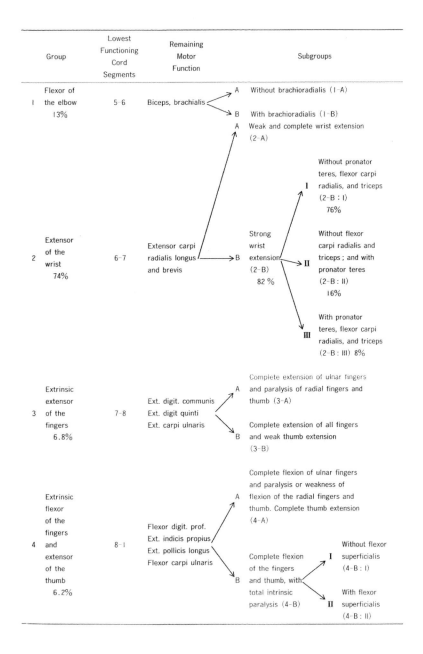

2）手術手技

A) 1-A

腕橈骨筋以下、有効な筋力を有する筋がないので、一般的には再建手術は行わない。

B) 1-B（C5-6）に対する手術

力源：腕橈骨筋、三角筋

機能再建の順序

1. 肘伸展再建
2. 前腕回内再建
3. 手関節背屈再建
4. 手指伸展再建、intrinsic tenodesis、母指の関節固定、腱固定
5. 手指屈曲再建

獲得される機能は以下の通りであり、症例を挙げて逐次説明する。

肘伸展　前腕回内　手関節背屈　指によるhook、軽いもののつまみ

症例：1

術前所見　　　　　　　　　　　　　　　　　　　　　　（250,251,252）

左上肢は1-B、右上肢は2-A（C5-6）で、表のように左上肢（1-B）では、筋力のあるのは三角筋、上腕二頭筋、腕橈骨筋のみで、そのほかは筋力がほとんど0である。このうち、高位損傷の左上肢に対して行った手術について述べる。

図250　症例1：術前の状態

左上肢:1-B
右上肢:2-A

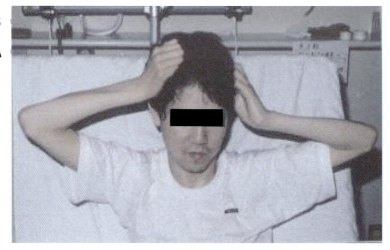

両肘関節伸展不能

図251 症例1：術前の状態

1-B（C5-6）（左手）

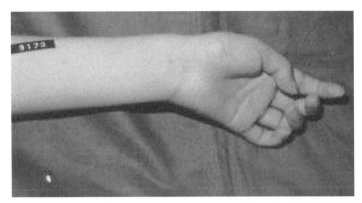

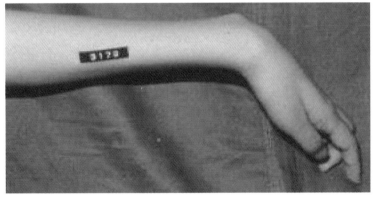

左手関節の背屈、掌屈、手指の伸展、屈曲、母指の対立、
ピンチ等すべて不能

図252 症例1：1-B（C5-6）左

MMT			
Deltoid	5	ECU	0
Biceps	5	EPL	0
Triceps	0	EPL	0
BR	5	EDC	0
PT	0	FPL	0
FCR & U	0	FDS & P	0
ECRL & B	1	Intrinsics	0

a）肘伸展再建（Moberg法） 第1次手術　　　　　　　　　　　　　　　（253, 254）

　三角筋の後部線維を骨膜、筋膜をできるだけ付けたまま剥離する。この際、三角筋の後中枢部に腋窩神経が侵入しているので、その付近は神経を損傷しないように鈍的に慎重に剥離し、後部線維を牽引し、その動きを確認する。単にこの筋の付着部だけを切離し腱移植を行っても、この筋は力源とならない。他方、腸脛靱帯を採取し、これを図のように尺骨肘頭に付着するところで、上腕三頭筋の腱膜へ8字形に通してここへしっかりと縫合し、この両端、つまり2本の腱を中枢に引き出し、三角筋の後部線維へ縫合する。そのときの肢位は肘伸展、肩関節約45°外転、0°伸展位とし、縫合時の緊張はできるだけ強くする。この部分の固定を確実にするために、肘頭に側方から骨穴を作り、その中に移植腱を通す方法もある。

　術後、上腕以下を肘伸展位でギプス固定し、術後5～6週で肘屈曲、伸展自動運動を開始、1週間に10°～15°、2カ月で90°くらいまで屈曲できるようにし、あまり屈曲を急がないほうが良い。

　原則として自動運動のみであるが、移植した筋膜の緊張が強く、屈曲時抵抗があるようでも、過去に1例も伸展拘縮を残したことはない。また術前、肘関節の屈曲拘縮の強い例では、矯正ギプスを繰り返し行い、拘縮をできるだけ除去した後に行うべきである。また、やむを得ず屈曲拘縮があるまま手術を行う場合には、手術時にはできるだけ他動的に伸展位とし、肘関節にKirschner鋼線2～3本刺入、固定したままで手術を行えばやりやすく、術後もギプス固定を同様に行い、運動開始までそのままとしておけば確実である。

図253　症例　1：1-B（C5-6）術式

第1次手術：三角筋移行術（Moberg）

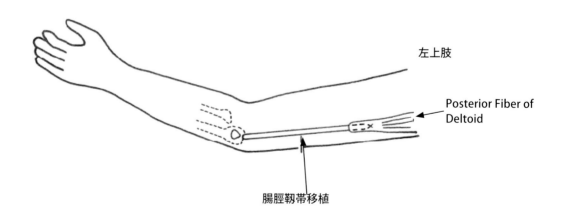

図254　第1次手術：肘伸展再建：三角筋を上腕三頭筋へ移行（左肘）（Moberg法）

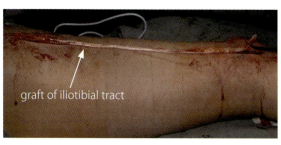
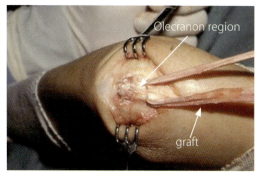
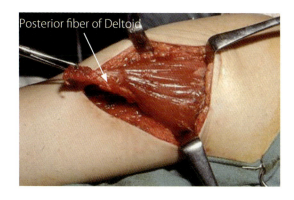
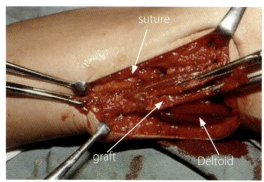

b）前腕回内再建（Zancolli法）　第2次手術　　　　　　　　　　　　　（255）

　まず上腕二頭筋腱を橈骨の付着部からZ形に切腱するのであるが、その長さはできるだけ長く、上腕二頭筋の筋腹に達するまでは切腱した方が良いと思う。そして、橈骨に付着している腱を骨間に通し、橈骨に接するようにして、その背側から橈側に回し、再び中枢方向に引き出し、同腱の末梢端と縫合する。

　前述の肘伸展再建を行った後、上腕二頭筋の緊張が増加することもあり、その結果前腕が回外位をとってしまう例がある。このような場合、手掌は上方を向き手関節に掌屈力のない場合は背屈位をとってしまうので、手指はほとんど自動的に動かなくなってしまう。特に前方の物を取ろうとして肘を伸展させると、前腕は回外位をとり手指は動かず、目的を達することが出来ない。そこで、この前腕回内再建の必要が生じるわけである。

c）手関節背屈再建（Freehafer法）　第3次手術　　　　　　　　　　　（256）

　腕橈骨筋を付着部で切離し、これを十分に中枢方向に剥離する。この際、橈骨神経（C5-6）の分枝が腕橈骨筋に入っている部分は、肘関節近くにあるので、十分に剥離しても神経損傷を生じることはない。十分に剥離しないと、この筋の動きは得られない。同筋の末端を牽引し、その動きを確認した上で、これを短橈骨手根伸筋へ縫合する。約60°背屈、肘屈曲位で縫合しているが、縫合時の緊張の程度は難しく、

一般に弱くなる傾向にある。また手根伸筋を中枢方向に牽引してみて手関節が内反になりやすい時には、尺側手根伸筋腱を中枢から末梢に半裁し、その中枢端を内反矯正位で橈側手根伸筋腱に縫合すれば、手関節自動背屈の時、手関節は内反せずに背屈も良好となる。

図 255　第 2 次手術：前腕回内再建（Zancolli）

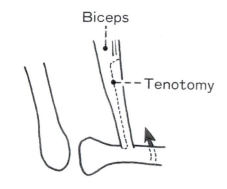
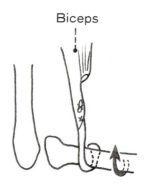

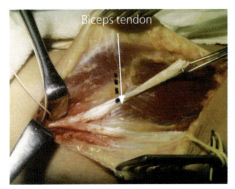
上腕二頭筋腱を Z 型に腱切りを行う。

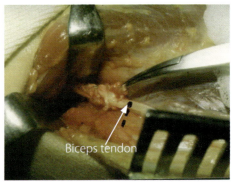
Z 型切腱を行った上腕二頭筋腱の橈骨に付着している腱と骨間を通して、橈骨の橈背側にまわし、中枢の腱端と縫合する。

d）手指の伸展再建（背側）　第 3 次手術　　　　　　　　　　　　（256,257）

　長母指伸筋、総指伸筋腱を橈骨背側へ腱固定、その部位は、橈骨下端より約 5cm 中枢とする。まず橈骨背側に穴を作り、切断した腱の末梢腱端にワイヤーを交差して通し、骨穴の中に引き込んで固定する。その際の緊張には注意し、手関節背・掌屈 0°、MP 関節が伸展位のとき伸筋腱が緊張する程度とする。なお、長母指伸筋腱の緊張が弱くならないように注意し、母指の外転を得るために場合によっては、長母指伸筋腱を中手骨レベルまで引き出した後、方向を変え皮下を通し、橈骨背側の橈側寄りに腱固定しても良い。また母指 MP 関節は不安定であるため、一般的には同時に MP 関節固定術を行うことが多い。なお、手指背側の手術と Freehafer 法とを同時に行っても良い。

intrinsic tenodesis（背側） 第３次手術　　　　　　　　　　　　　　　　（256,257）

　intrinsic tenodesis も手指の第１次手術として、手指伸筋腱腱固定と同時に行うが、これは手関節が背屈位から掌屈に動く時、腱固定してある総指伸筋腱が緊張して MP 関節は伸展する。その結果 lateral band へ縫合してある腱が、緊張し PIP 関節が伸展するという理論である。

図 256　Case1：1-B（C5-6）　Operative Technique
Third Operation

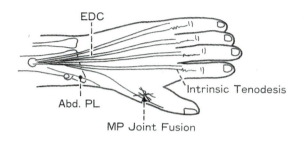

a）Tenodesis of EPL, Abd.PL, EDC and Intrinsics
b）MP Joint Fusion of the Thumb

c）Freehafer's Procedure

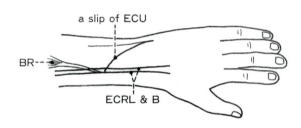

図 257　Case1：1-B（C5-6）

MPJ Fusion

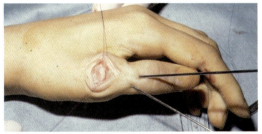

ECU suture to ECRL

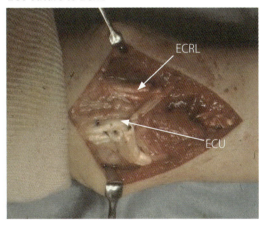

Tenodesis of EPL and EDC

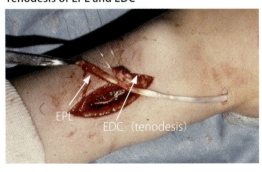

筆者が最もしばしば行った方法は、4尾あるいは4本とした移植腱を、移行鉗子を用いて橈骨背側から中手骨骨間、deep transverse metacarpal ligamentの掌側を通して示、中、環、小指橈側のlateral bandの部分に引き出し、これへ縫合しておき、この移植腱端を橈骨背側遠位端より近位約4～5cmくらいのところへ腱固定する。この時の緊張は手関節軽度背屈位、MP関節軽度屈曲位とし、軽度の緊張で腱固定すれば良いと思う。ただし、高位損傷例でこの時の緊張を強くすると、手関節は背屈位、MP関節は屈曲位で拘縮が生じる恐れがあるので注意が必要である。

　このほか、中指の浅指屈筋腱を4尾となし示～小指のlateral bandに縫合する方法（Bunnell変法）や、Zancolliの"lasso"法（図28・35頁参照）もあるが、後者は屈筋腱と癒着を生じやすいので、損傷レベルが高く、MP関節の伸展が弱い場合には行わないほうが良いと思われる。

症例：2（a）　症例：3（b,c）

　症例は、いずれも2-Aで（a）はBunnell変法を行った術後の状態であり、中指の浅指屈筋腱は手根管内を通っているために癒着は生ぜず、MP関節、手関節ともにほぼ伸展位になっており、これに対して背側に腱移植を行うZancolli法では、移植腱の癒着によりMP関節は屈曲位拘縮、手関節は背屈位拘縮を生じ、その結果母指は外転、伸展出来ず、他の指も伸展出来ず、母指、示指間が開かない（b）。腱剥離を行い、指のMP関節の屈曲拘縮、手関節の背屈拘縮が改善され、母指、示指間が少し開くようになった（c）。　　　　　　　　　　　　　　　　　　　　　　　　（258）

図258　2-A Intrinsic Reconstruction(術後の状態)　　　　　　　　Case2（a）　　Case3（b,c）

(a)　　Modification of Bunnell's Method　　　　　　(b)　　Zancolli's Intinsic Tenodesis

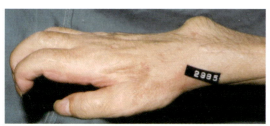
MP関節、手関節の拘縮は見られない

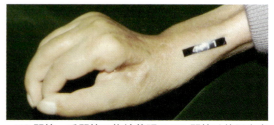
MP関節、手関節の拘縮著明でMP関節は伸展出来ず、母指は外転出来ない。

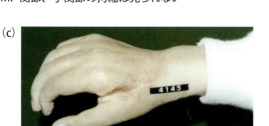

腱剥離手術後、MP関節の伸展、母指の外転が可能となった。

母指の関節固定、腱固定

母指に対しては、MP関節は伸展位で関節固定することが多いが、このほかにMP関節背側において、長母指伸筋腱を腱固定、IP関節には伸展位でKirschner鋼線を刺入、掌側では長母指屈筋腱を橈骨掌側に腱固定し、lateral pinchを獲得する方法を行っても良い（Moberg法）。しかし、筆者はほとんどMP関節固定術を行ってきた。そしてIP関節が屈曲し過ぎると思われる時には、長母指屈筋腱を裂き、その一方を基節骨へ固定する方法も何回か行ったが、考え方は同じであると思う。　　　（259）

図259　Moberg法

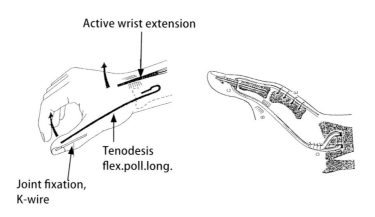

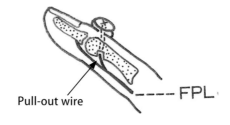

e）手指の屈曲再建、母指対立（掌側）　第4次手術　　　（260,261）

指屈曲のためには長母指屈筋、深指屈筋腱を指屈曲位で橈骨掌側へ腱固定し、また母指対立のため長掌筋、橈側手根屈筋、浅指屈筋腱などを用いて腱固定する。後者の方法は、長掌筋腱はそのまま末梢に反転、橈側手根屈筋腱は半裁したものを末梢に反転、第Ⅰ中手骨あるいは母指MP関節レベルで長母指伸筋腱に縫合するのであるが、筆者はしばしば長掌筋腱を尺側手根屈筋腱に縫合した後、この両者を母指伸筋腱に縫合している。環指の浅指屈筋腱を同様に使うこともあり、また高位損傷例で対立位で母指CM関節固定を行ったこともあるが、この場合母指は掌側外転が強くならないようにした。

　　　　　　　　　　　　　　　　　　　　　　　　　　　　　（260,261）

図260 症例1：1-B（C5-6）術式

第4次手術

a) Latero-lateral suture between the ECRL & B and the EPL

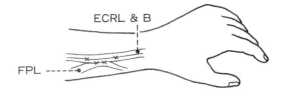

b) Flexor tenodesis of the II—V FDP

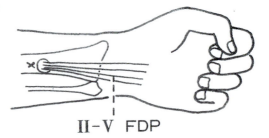

c) Opponens plasty using the FCR and the IV FDS

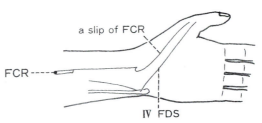

図261 症例1：1-B（C5-6）母指対立再建

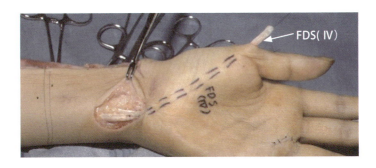

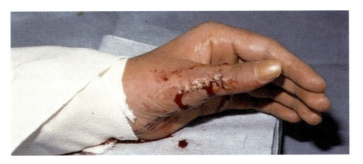

図262　症例1：1-B（C5-6）術式

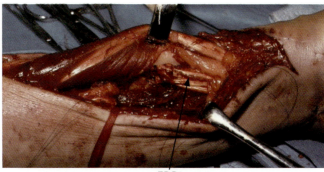

Flexor Tenodesis

FDP

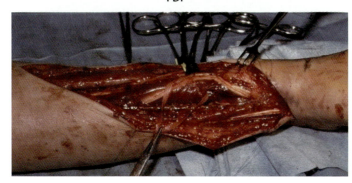

Latero — lateral Suture between ECRL and FPL

　一般的には、このレベルでは強い手関節の背屈力は得られないが、思ったより強い背屈力が得られれば、次の2-Aに行う方法、すなわち長母指屈筋と橈側手根伸筋腱とを前腕橈側で側側縫合する方法を考えても良い。　　　　　　　（260,262）

　このレベルでは、hookと軽い物のつまみ動作などの能力が得られる。なお、この時の手関節、手指の角度は、手関節最大背屈時、示、中、環、小指のMP関節、PIP関節は当然屈曲し母指指腹が示指末節骨の橈側に接し、軽いlateral pinch力が得られれば良い。これによってベッド周囲の必要な動作が得られ、また手関節がstraight、ないし軽度掌屈位となればMP関節はstraight、ないし軽度屈曲位、PIP関節は屈曲位、母指、示指間は3〜4cm開くこととなり、それによってしっかりとしたhookが得られ、ベッド周囲のbarに手指をひっかけて体を起こしたり、バランスを取ったりするのにも役に立つと思う。　　　　　　　　　　（263,264,265）

図263　症例1：1-B（C5-6）術後の状態

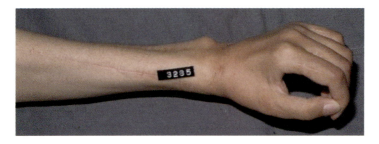

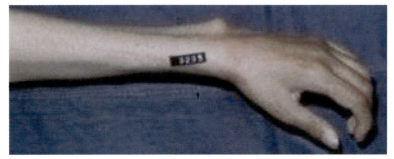

Lateral　Pinch

図264　症例1：1-B（C5-6）術後の状態

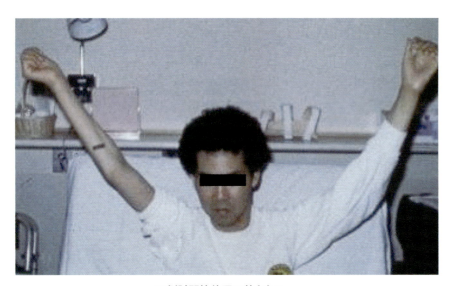

両側肘関節伸展可能となる。

図265　症例1：1-B（C5-6）左手、術後

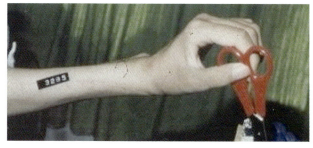
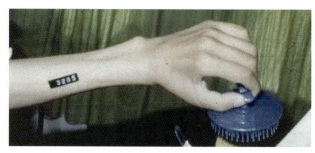
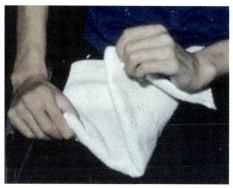

C）2-A（C5-6）に対する手術

力源： 腕橈骨筋　三角筋

機能再建手術の順序

1. 肘伸展　前腕回内再建は1-Bと同様
2. 手指伸展再建、intrinsic tenodesis、母指の関節固定、腱固定などもほぼ1-Bと同様
3. 手指屈曲再建

獲得される機能

手指によるhook、grip、lateral pinch

　力源は三角筋、腕橈骨筋、長橈側手根伸筋などであり、これらのうち、2つの前腕筋を用いて、いかにしてhook、grip、lateral pinchを得るかが問題となる。ただし、手関節はkey jointであるので、手関節の背屈力を弱める方法を行ってはならない。それ故、長橈側手根伸筋を単独に力源として用いると、このレベルでは短橈側手根伸筋筋力は弱いので、手関節の背屈力は弱くなりよくない。また、Zancolliのsupernumerary muscle（手根伸筋の余剰筋で筆者の調査では約10％に認められた）も術前にはわからないので、計画の中に入れることは出来ない。したがって単独に利用出来るのは、腕橈骨筋のみということとなり、肘伸展不能であれば肘伸展再建を、前腕回内不能であれば回内再建が必要ということとなる。

　これらの手術を先に行ってから、手指の手術を計画したほうが良いと思う。

症例：4

　筋力テストでは両上肢とも2-Aで、表のように上腕二頭筋、腕橈骨筋が筋力5、長橈側手根伸筋が4＋で、他の筋は短橈側手根伸筋が2のほかは、すべて筋力0である。

　したがって両肘伸展不能、前腕回内不能、手関節背屈可能だが掌屈不能、手指屈曲、伸展不能で、また排尿は持続カテーテル留置、全介助の状態である。（266,267,268）

　第1次、第2次手術は前記、1-Bと同じ方法で行った。

図266　症例4：2-A（C5-6）術前の状態

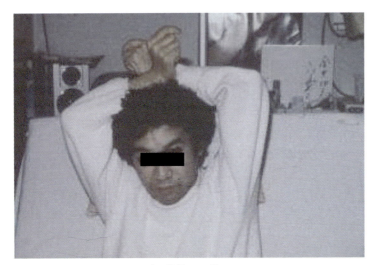

両肘関節伸展不能

図267　症例4：2-A（C5-6）術前の状態

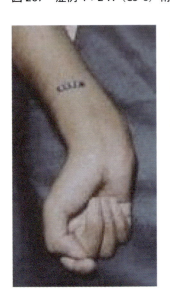 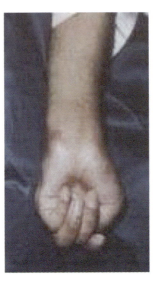

両側手関節背屈可能であるが掌屈不能、
手指は伸展、屈曲不能、
母指は伸展、屈曲、対立、ピンチすべて不能

図 268　症例 4：2-A（C5-6）両側

MMT			
Deltoid	5	ECU	0
Biceps	5		
Triceps	0	EPL	0
BR	5	EDC	0
PT	0	FPL	0
FCR	0	FDS & P	0
ECRL	4 +	Intrinsics	0
ECRB	2		

a）第 3 次手術

　肘伸展再建、前腕回内再建を行った後、第 3 次手術を行う。

　長母指伸筋、総指伸筋、長母指外転筋腱固定、intrinsic tenodesis、母指 MP 関節固定などで、これらの方法を行う際には、前腕回内運動が可能であることが前提となる。前腕を回内位にとることができれば重力により手関節が掌屈し、その結果、手指が伸展するようになるからである。

　まず母指 MP 関節の背側より進入、関節軟骨を完全に切除し、ほぼ伸展位、あるいはわずかに屈曲位とし、Kirschner 鋼線 2 〜 3 本で固定する。なお、このとき lateral pinch が正確に出来るように、基節骨をわずかに外旋させても良い。次に長母指外転筋腱を橈骨下端部で中枢から 2 つに裂き、母指は外転位とし、その腱端を末梢へ反転して腱鞘へ、あるいは橈骨に穴を作りこの中に腱を通して反転、縫合する。ただし、腱鞘に固定する方法はゆるむ傾向があり、また反対に母指外転位で骨へ強く固定すると、外転位拘縮を生じる恐れがあるので注意が必要である。

　長母指伸筋、総指伸筋腱固定は、前述した 1 -B の場合とほぼ同じである。腱固定後、手関節、背、掌屈 0°で MP、CM 関節、伸展、屈曲 0°くらいになる程度で良いと思う。intrinsic tenodesis もほぼ同様であるが、あまり緊張を強くすると MP 関節の屈曲拘縮を生じる。　　　　　　　　　　　　　　　　　　　　　　　　　（268,269,270）

　術後約 5 週で運動開始するが、手関節の自動背屈運動を特にしっかりと行うことが大切である。なお、PIP 関節は少しずつ他動屈曲を行い、拘縮がとれる術後 2 〜 3 カ月で第 4 次手術に移る。

図 269　症例 4：2-A（C5-6）術式

第 3 次手術

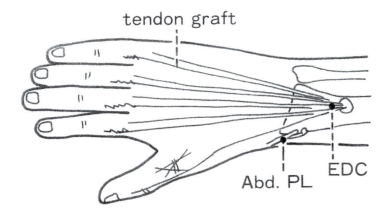

a）Tenodesis of EPL, Abd.PL, EDC and Intrinsics
b）MP Joint Fusion of the Thumb

図 270　症例 4：2-A（C5-6）術式

第 3 次手術

総指伸筋腱固定　　　　　　　　長母指伸筋腱固定

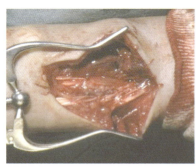
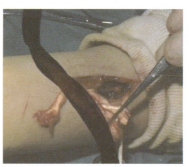

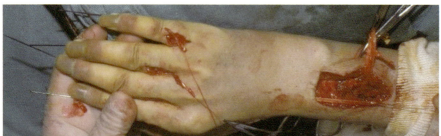

intrinsic tenodesis

b）手指屈曲再建（第 4 次手術）

2-A のレベルでは、一般的に長橈側手根伸筋の筋力が 4 である場合、短橈側手根伸筋の筋力は極めて弱く、前者を移行すると手関節の背屈が不能となるので、長橈側手根伸筋を切離することは出来ない。すなわち力源として切離し、利用できるのは腕橈骨筋だけである。そこで次のような方法を行えば良い。

1）腕橈骨筋を深指屈筋へ移行：まず腕橈骨筋を橈骨より切離、これを中枢まで十分に剝離する。他方、深指屈筋腱を出し、指を屈曲させながら同腱を 1 本ずつ力を入れて中枢方向に牽引し、各指が完全に屈曲出来るようにする。4 本の腱を一緒に牽引しても長期間屈筋腱は滑走していないので、軽い癒着を生じており、大抵は指の完全な屈曲は得られない。このように腱剝離を行った後、腕橈骨筋を深指屈筋へ移行する。このときも腕橈骨筋の起始部は、上腕骨なので肘を屈曲位とし強い緊張をもって縫合する。　　　　　　　　　　　　　　　　　　　　　　　　　　　（271）

図 271　症例 4：2-A（C5-6）術式

第4次手術

a）Latero-lateral suture between the ECRL & B and the FPL

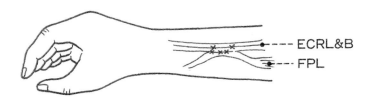

b）Transfer of the BR to the Ⅱ—Ⅴ FDP

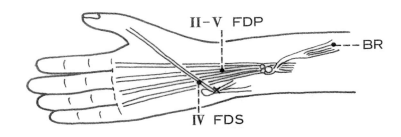

2）長母指屈筋腱を橈側手根伸筋腱と側側縫合：長母指屈筋腱を前腕末梢、橈側で背側にそのまま移動させ、長・短橈側手根伸筋と側側縫合する。このときの腱の緊

張の程度は縫合後、手根伸筋を中枢に牽引し、手関節が約45°背屈位となったとき、母指の指腹が示指の橈側に接するくらいが良い。pinch力はそれほど強くないが、それでもかなり有用となる。なお、後療法は容易で、多くは間もなくつまみ動作を習得する。

(271,272,273)

図272　症例4：2-A(C5-6)術式

第4次手術

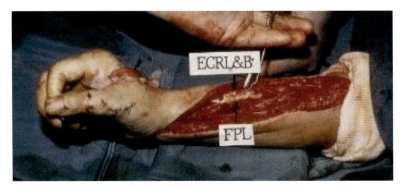

長橈側手根伸筋と長母指屈筋とを側側縫合

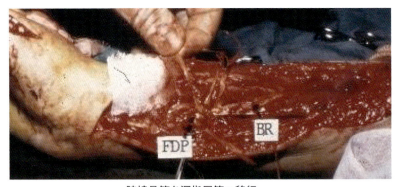

腕橈骨筋を深指屈筋へ移行

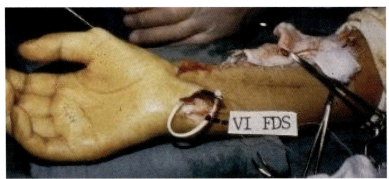

母指対立再建

図273 症例4：2-A（C5-6）術式

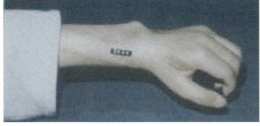
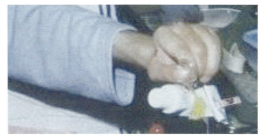

小さな物のつまみ動作可能　　　　　　　　　Lateral Pinch

　母指対立は前述の腱固定法で良いが、CM関節固定術を行ったこともある。これは対立位保持のためには良い方法であるが、push upのときは、当初、多少支障となるので、外転、対立の角度は強くしてはならないし両手には行わないほうが良い。それでも次第に大菱形骨に隣接する手根骨間に可動性が生じ、数年経過した例ではほとんど支障を訴えていない。しかし、術後 swan neck 変形を生じるのは1つの短所である。これを矯正するには種子骨を第1中手骨頸部に癒合させるとか、前述の長母指屈筋腱固定術などにより、MP関節の過伸展変形やIP関節の過屈曲変形を予防できる。筆者は後者の方法を何人かに行い、ほぼ良い結果が得られた（後述）

(303,304)

　術後機能は1-Bに比べ大分改善され、hook、grip、pinchも良くなり、高所にある物をとったり、少し離れた身のまわりの物に手を伸ばしたりが出来るようになり、自己導尿も可能となっている。

(274,275)

図274 症例4：2-A（C5-6）術後

36歳、男性

右手：術後11年
左手：術後10年
Moberg法および前腕回内再建（Zancolli法）

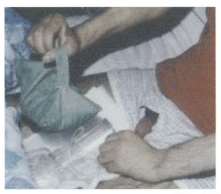
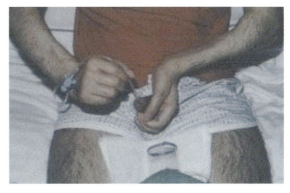

術後、自己導尿可能となる

図275 症例4：2-A（C5-6）術後10年の状態

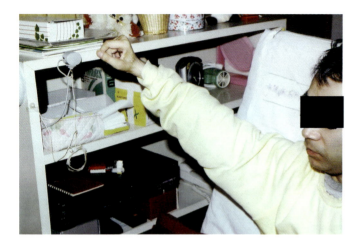

高所に手を伸ばすことが出来る

術式：1）右上肢、Moberg法
　　　2）右前腕回内再建
　　　3）Zancolli法による第1次、第2次手術

付録

a) 母指対立と屈曲の重要度について

　母指対立再建を行う場合、常に考えねばならないことは、対立は屈曲が前提にあってはじめて有用な機能となるのであって、その逆ではない。したがって、力源が1つしかない場合には、必ず母指屈曲を優先してこれを用い、対立は腱固定、その他の方法で行うべきである。

b) 鉤指変形矯正手術について

　前述のように、この変形の矯正には移植腱あるいは浅指屈筋腱を lateral band へ縫合する方法を説明したが、lasso 法も良い方法であると思う。この方法は、浅指屈筋腱を腱鞘 A1、あるいは A2 にひっかけることにより、MP 関節の過伸展を制限し、その結果 MP 関節の伸筋の力が PIP 関節におよび、その伸展を得ようとするものである。しかし前述のように高位頸損例、特に手関節掌屈力のない 1-B、2-A レベルで前腕背側に腱固定を行ったものの中には、移植腱の癒着のためか、次第に手関節の背屈位拘縮を生じてくることがあるので注意が必要である。これに対する予防法として筆者は、術後5週を過ぎてから手関節の掌屈力がないので、他動的のゆっくりと掌屈、同時に MP 関節の伸展を行うようにした。

D) 2-B：I（C6-7）に対する手術 (281)

力源：三角筋、腕橈骨筋、長、短橈側手根伸筋の4筋のうち、3筋

機能再建の順序

　1.肘伸展 [Moberg 法]、前腕回内再建 [Zancolli 法] は 1-B と同様に行う。

　2.手指伸展再建、intrinsic tenodesis、母指の関節固定、あるいは腱固定

　3.手指屈曲再建、母指対立再建

獲得される機能

指による hook、grip、かなり確実な lateral pinch

前腕で筋力4以上の筋が腕橈骨筋、長・短橈側手根伸筋の3筋で、上腕三頭筋は麻痺しているとすると、次の手術が必要となる可能性がある。

a）上腕三頭筋の麻痺に対しては、Moberg 法による肘伸展再建

b）円回内筋麻痺のため前腕回内不能例には、Zancolli 法による上腕二頭筋を用いる前腕回内再建。これは不必要なことも多い。

c）指伸展：2-A で述べた方法に従い、母指では MP 関節固定、指伸筋腱、長母指外転筋の腱固定を行う。

d）指屈曲と母指対立再建

症例：5

23 歳の時、交通事故で受傷、四肢麻痺となる。

24 歳、当科受診、25 歳、手術

術前所見：麻痺レベル、Zancolli：右2-A、左2-B：I (276)

　1）右上肢、2-A に対しては前述のような方法で肘、前腕、手指の手術を行った。

　2）左上肢、2-B：I に対しては肘伸展、前腕回内再腱、手指背側の手術までは2-A とほぼ同じであるが、筋力5の腕橈骨筋、長橈側手根伸筋の2筋を力源として使うことが出来るので、極めて有利である。

このレベルでは、長・短橈側手根伸筋とも筋力は4以上であるので、長橈側手根伸筋を力源として利用できる。すなわち、指屈曲のためには長橈側手根伸筋を示、中、環、小指の深指屈筋へ移行、母指屈曲のためには腕橈骨筋を長母指屈筋へ移行、母指対立のために長掌筋腱を用いる腱固定を行った。なお、他の症例で手根伸筋の supernumerary muscle があり、これを母指対立の力源としたこともある。

また、長橈側手根伸筋を深指屈筋へ移行する際、小指側が示指側よりも屈曲をわずかに強くすると hook のとき、小・環指が役に立つ。術後3週で自動運動を開始する。母指は腕橈骨筋により単独で屈曲可能となるのでかなり確実な lateral pinch が得られるはずである。 (276,277,278)

図276　症例5　術前の状態　右　2-A　左　2-B：I

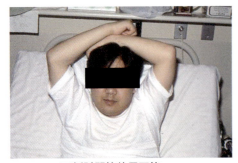
両側肘関節伸展不能

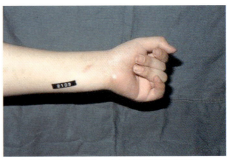
左前腕回内不能　左手関節掌屈不能

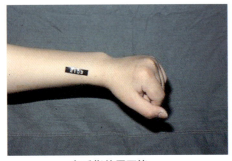
左手指伸展不能

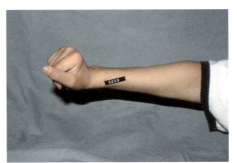
右手関節背屈可能

図277　症例5　右　2-A　左　2-B：I
両肘・Moberg法　術後　約20年

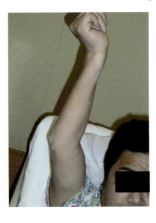

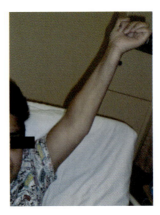

　症例は現在、術後20年経過しているが、症状は変わらず、食事、更衣、書字、自己導尿すべて可能。車椅子へのトランスファー、自動車への乗り移り、運転も可能であり、また手の仕事（パソコンなどを使用）でかなりの収入を得ており、本人はあまり不自由を感じないと述べている。　　　　　　　　　　　（277，278，279，280）

図278　症例5　術後約20年の状態

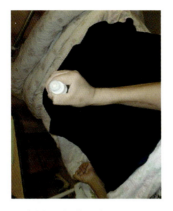
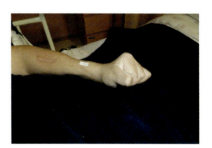

右　2-A　左　2-B：I

図279　症例5　術後20年

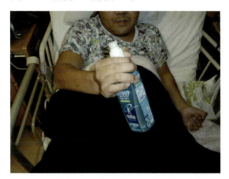

図280　症例5：自動車への騎乗、運転可能　R：2-A, L：2-B：I　術後の状態

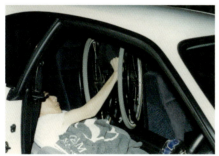

患者は左手でハンドルを握り車椅子から車の中に乗り移る

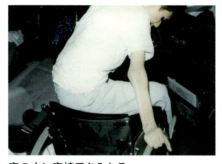

車の中に車椅子を入れる

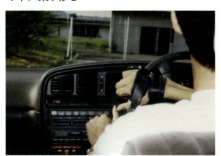

車をロックしておく

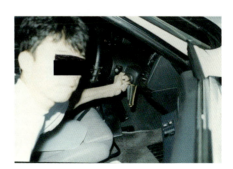

運転開始

なお、左右どちらかが2-Aであっても、反対側が2-B：Iで両側ともMobergによる肘伸展再建を行っていれば、トランスファーの時、たとえ自分の体重を持ち上げるほどの力がなくても、肘を反張肘になるようにし、バランスや反動をうまく使って移動することが可能であることが多い。

症例：6　23歳、男性

右上肢、2-B：I（C6-7）、左上肢、2-B：IIあるいはIII

歯科大学生の時、交通事故にて受傷、某病院脳神経外科で頸椎固定術を受ける。
7〜8カ月して当科へ紹介される。

初診時所見：　　　　　　　　　　　　　　　　　　　　　　　　　　（281,282）

　右手：手関節背屈は可能であるが掌屈不能、前腕回内不能、肘伸展不能、手指は全く動かない

　左手：手関節背屈、肘伸展可能、前腕回内、手関節掌屈可能であるがかなり弱い。手指は全く動かない

　以上の所見のため　右上肢、2-B：I、左上肢、2-B：II-III（C6-7）　と診断した。そして両上肢に行った手術及び社会復帰に至るまでの経過は次のとおりである。

右上肢

第1次手術：1986年9月、右肘伸展再建（Moberg法）　　　　　　　　　（283）

第2次手術：1987年2月、右前腕回内再建（Zancolli法）

　また、同時に長母指屈筋へ腕橈骨筋を移行術後、pinchの際、母指IP関節が過屈曲しないように、長母指屈筋腱を末梢から半裁し、基節骨掌側にpull-out法で腱固定した。（橋爪）　　　　　　　　　　　　　　　　　　　　　　　　　　　（284）

第3次手術：1987年5月　　　　　　　　　　　　　　　　　　　　　（285）

　右長母指伸筋、総指伸筋を橈骨背側へ腱固定、長母指外転筋を腱鞘へ腱固定、移植腱によるintrinsic tenodesis、母指MP関節固定を行った。なお、長母指伸筋腱固定部位はリスター結節部より腱を引き抜き、そこより橈側、やや近位の橈骨背側とした。

第4次手術：1988年2月

　右腕橈骨筋を長母指屈筋へ、長橈側手根伸筋を示、中、環、小指の深指屈筋へ移行、長掌筋を中枢で切離、末梢に反転し尺側手根屈筋へ縫合したうえで、母指対立のための腱固定を行った。　　　　　　　　　　　　　　　（286,287,288,289）

図 281　症例 6：2-B：I（C6-7）術前の状態
（Right Side）

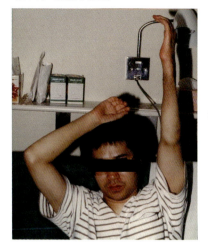

右肘関節伸展不能

図 282　症例 6：2-B：I（C6-7）術前の状態
（Right Side）

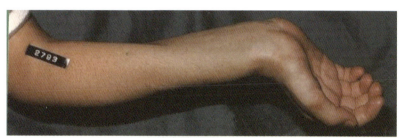

右前腕回内不能

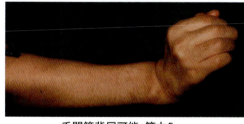

手関節背屈可能、筋力5

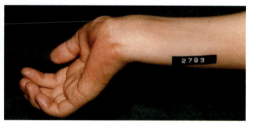

手関節掌屈不能

図 283　症例 6：2-B：I（C6-7）術式

第1次手術：肘伸展再建

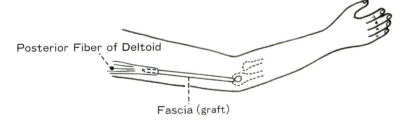

図284　症例6：2-B：Ⅰ（C6-7）術式

第2次手術

前腕回内再建（Zancolli）（前記）

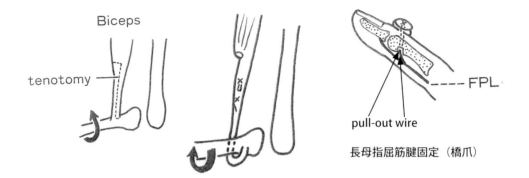

長母指屈筋腱固定（橋爪）

図285　症例6：2-B：Ⅰ（C6-7）

第3次手術

a）Tenodesis of EPL, Abd.PL, EDC and Intrinsics
b）MP joint Fusion of the Thumb

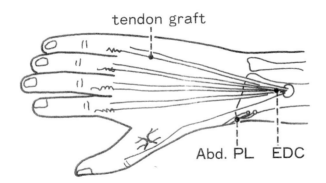

図286　症例6：2-B：Ⅰ（C6-7）術式

第4次手術（右手）

a) Transfer of the ECRL to the FDP
b) Thansfer of the BR to the FPL

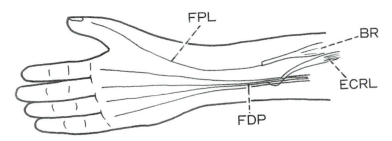

c) Opponens plasty by tenodesis

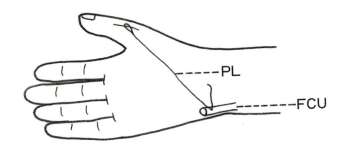

図287　症例6：2-B：Ⅰ、第4次手術（右手）

a) Transfer of the ECRL to the FDP
b) Thansfer of the BR to the FPL
c) Opponens plasty by tenodesis

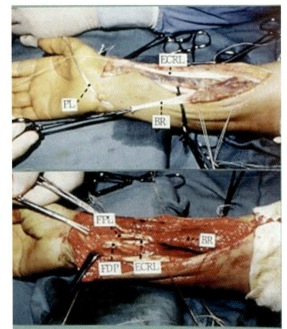

図288　症例6：2-B：Ⅰ（C6-7）術後の状態

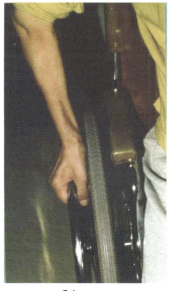

Grip

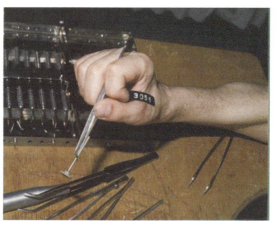

Using of a forceps

図289　症例6：2-B：Ⅰ（C6-7）術後の状態

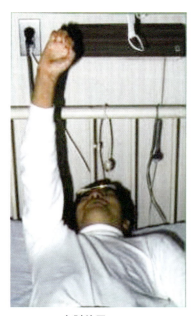

右肘伸展

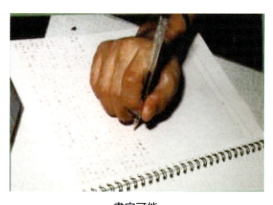

書字可能

左上肢

第1次手術：1986年6月

　右上肢と同様に、長母指伸筋は橈骨背側橈側に腱固定、示、中、環、小指の総指伸筋を橈骨背側に腱固定、移植腱によるintrinsic tenodesis、長母指外転筋腱固定、母指MP関節固定を行った。　　　　　　　　　　　　　　　　　　　　　　（290）

第2次手術：1987年6月

　腕橈骨筋を長母指屈筋へ、長橈側手根伸筋を示、中、環、小指の深指屈筋へ移行、母指対立のためには、橈側手根屈筋腱を半裁し腱固定とした。　　　　　　（291,292）

　以上この症例では、右上肢に4回、左上肢に2回の手術を行い、それぞれの手術の間に作業療法、理学療法を行い、またすべての手術が終わってから、脊髄損傷患者に必要な訓練を行ったところ、食事、書字、洗面、更衣、トイレ動作（自己導尿）、車椅子移動、駆動などすべて自立、また自動車の乗降も可能となる。その後、歯科大学卒業、国家試験にも合格し、歯科医としての資格が与えられた。そして大学および他のクリニックで、車椅子のままで歯科医としての訓練を行い、装具なしでの書字、ピンセットの使用、注射、抜歯なども可能となった。現在は開業し、大勢の患者の歯科治療を行っているとの報告を本人から聞いている。　　　　　　　（293）

図290　症例6：左手：2-B：II - III

第1次手術：
　長母指伸筋、総指伸筋、長母指外転筋腱固定
　Intrinsic tenodesis, 母指MP関節固定

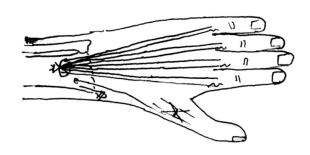

図 291　症例 6：

第 2 次手術術式
　腕橈骨筋を長母指屈筋へ移行、長橈側手根伸筋を深指
　屈筋へ移行、母指対立再建（腱固定）

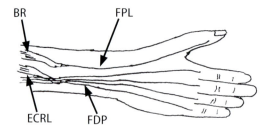

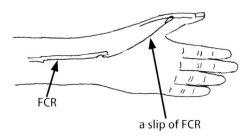

図 292　症例 6：左手　2-B：Ⅱ - Ⅲ

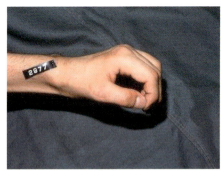

pinch

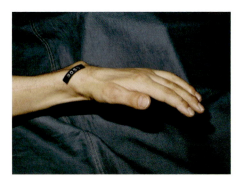

finger extension

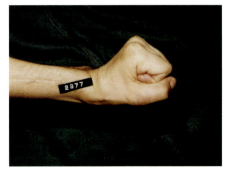

grip

図293　症例6：31歳、男性、歯科医　　右手：2-B：Ⅰ　　左手：2-B：Ⅱ-Ⅲ
術後歯科治療の訓練

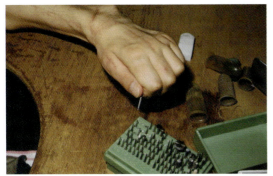
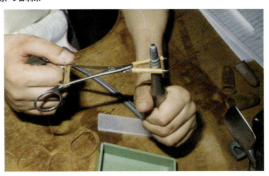
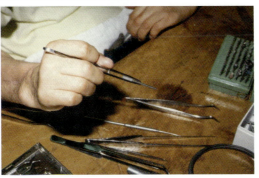

E) 2-B：Ⅱ（C6-7）に対する手術　　　　　　　　　　　　　　　　　　　（294）

力源：腕橈骨筋、長・短橈側手根伸筋、円回内筋など4筋のうち、3筋であるが、前述のように手関節背屈筋である長、短橈側手根伸筋のどちらかは残しておき、両者を力源として使ってはならない。

機能再建の順序

肘伸展手術が必要なこともあるが、多くは上腕三頭筋筋力が、わずかでもあればその必要はないと思う。

1. 手指伸展再建、intrinsic tenodesis、母指の関節固定、手指伸筋腱腱固定
2. 手指屈曲再建
3. 母指対立再建

獲得される機能

母指、示、中、環指、小指の屈曲、母指、示指間のlateral pinch

一般的には背側、第1次手術は2-B：Ⅰとほぼ同じで良いと思うが、円回内筋を力源としてどのような再建を行ったら良いかが問題である。筆者が、円回内筋を力源として行った方法として

a) 手関節の掌屈を得るために橈側手根屈筋へ移行。

b）円回内筋に移植腱を縫合、延長して母指対立の力源とする。
c）手指の屈曲を得るため深指屈筋へ移行などを行った。
d）腕橈骨筋を他の背側の筋に移行するような場合には、その代わりに長母指屈筋へは円回内筋を移行する。

また、上腕三頭筋が麻痺しているのでMoberg法を行っても良いが、筋力3あれば、これを行う必要がないのではないかと考えている。
　いずれにせよ、正確な技術をもって手術を行えば、有用な手にすることが出来ると思う。

図294　症例7：2-B：Ⅱ（C6-7）　術前の状態

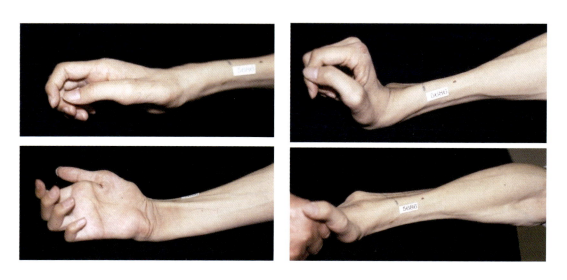

図295　症例7：2-B：Ⅱ（C6-7）

	MMT	
	R	L
Biceps	5	5
Triceps	3−	3
BR	5	5
ECRL&B	5	5−
PT	4＋	4
PL	0	0
FCR	2	0

症例：7　　　　　　　　　　　　　　　　　　　　　　　　　　　　（294, 295）

17 歳、男性、交通事故にて受傷、徒手筋力テストは次の通りである。

右手：2 -B：Ⅱ

　　MMT：BR 5、ECRL&B 5、Triceps 3 －、PT 4 ＋、FCR 2、PL 0

左手：2 -B：Ⅱ

　　MMT：BR 5、ECRL&B 5 －、Triceps 3、PT 4、FCR 0、FCU 0

右手

第 1 次手術：長母指伸筋、総指伸筋腱固定、母指 IP 関節固定、intrinsic tenodesis

　　　　　　　　　　　　　　　　　　　　　　　　　　　　　　　　（296）

　第 2 次手術：腕橈骨筋を長母指屈筋へ移行、長橈側手根伸筋を示、中、環、小指の深指屈筋へ移行、母指対立のためには円回内筋を移植腱をもって延長、尺側手根屈筋腱で作った pulley を通し、母指へ移行　　　　　　　　　　　　　（296）

　左手：2 -B：Ⅱ

　第 1 次手術：前述の 2 -B：Ⅰの手術と同様に長母指伸筋、総指伸筋腱固定、移植腱による intrinsic tenodesis、第 2 次手術も同様に腕橈骨筋を長母指屈筋へ、長橈側手根伸筋を示、中、環、小指の深指屈筋へ移行、母指対立としては短母指伸筋腱を中枢で切断、末梢腱の中枢端を橈骨掌側遠位端に腱固定、また移植腱を母指 MP 関節レベル長母指伸筋腱から尺骨末梢部に固定する方法を行った。　　　　　（297）

　術後 19 年、ADL はすべて自立、排尿は自己導尿でトラブルはほとんどなく、パソコンを使い収入を得ている。

　左手、2 -B：Ⅱのレベルでは 2 -B：Ⅰに比べ全体として筋力が強いので、指の力、機能は前者より良好であるのは当然である。ただし、手関節の掌屈力はないので、円回内筋を橈側手根屈筋へ移行して、掌屈力を獲得するかどうかが問題となる。掌屈力が得られれば、指伸展に好影響を与えるが前腕の回内力は弱くなる。しかし橈側手根屈筋そのものが前腕回内の作用もあるので、円回内筋をこれに移行後、回内力は弱くなっても回内運動は可能である。筆者はこの方法を行い、良好な成績を得たこともあるが、必ずしもこの方法が最良とは考えていない。ただこの症例では、円回内筋を力源とし移植腱をこれに縫合、延長して尺側手根屈筋腱で作った pulley を通し母指へ移行する母指対立再建を行い、結果はほぼ良好であった。　　　（298）

図296 症例7：右手　2-B：Ⅱ

第1次手術　伸筋腱腱固定、intrinsic tenodesis　　第2次手術　BR→FPL、ECRL→FPD

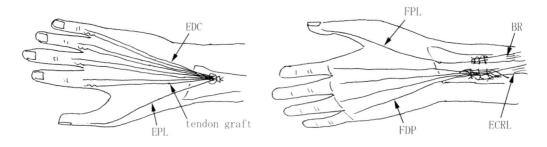

PT＋tendon graft、移行→（母指対立）

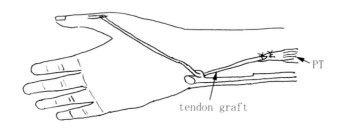

図297 症例7：左手　2-B：Ⅱ

第2次手術　BR→FPL、ECRL→FDP

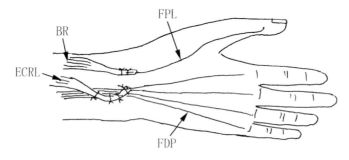

第2次手術　母指対立（腱固定）

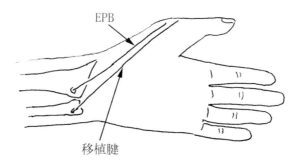

図298　症例7：2-B：Ⅱ（C 6-7）

右：2-B：Ⅱ 術後約19年
左：2-B：Ⅱ 術後約19年
電算写植で生活、ADL自立

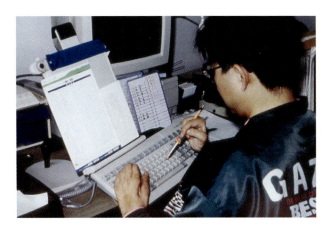

症例：8　右手：2-B：Ⅱ（別の症例）　　　　　　　　　　　　　　　　（299,300,301）

次に行ったのは、これとは違った方法（一期的手術）であるので紹介する。

背側：右母指MP関節固定、長橈側手根伸筋を2つに裂いて、一方を長母指伸筋へ他方を総指伸筋へ縫合

掌側：母指対立再建（腱固定）、腕橈骨筋を長母指屈筋へ、円回内筋を示、中、環、小指深指屈筋へ縫合、lasso法（MP関節伸展を可能にしたため）

しかし背側、掌側手術を一期的に行ったため背側、掌側の腱縫合時の緊張のバランスが良くなく、期待したほど良い結果が得られなかったのであまり勧められない。いずれにせよ、このような症例を一期的に手術する場合、腱縫合時の緊張を決めるのが難しく、背側、掌側ともに中途半端になりやすいといえよう。

頸損麻痺手の母指対立再建について

筆者が行った母指対立再建法（腱固定、腱移行、CM関節固定術など）を紹介する。ただし、これらは力源とする筋が少ない場合、主として2-B：Ⅱ以上高位損傷例に行った。力源が多くあれば腱移行術を行えばよい。　　　　　　　　　　　　　　　（302）

症例：9

2-B：Ⅲに行った母指CM関節固定術例　　　　　　　　　　　　　　　（303,304）

症例9は2-B：Ⅲではあるが、母指に力が入るようにとの希望からCM関節固定術を行い、当初は母指の支持性が良かったのでMP関節以下にも力がgripも良好であったが、これが次第にswan neck変形を来たし、母指の先にも力が入らなくなったという。そこで長母指屈筋腱固定を行ったところ、MP関節以下に力が入り、しっかりしたgrip、lateral pinchが可能となった。

図 299 症例 8：2-B-Ⅱ（右手）（一期的手術）

右母指、MP 関節固定

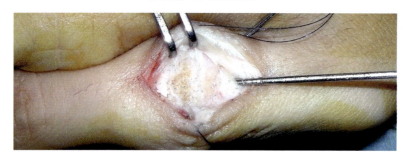

Lasso 法

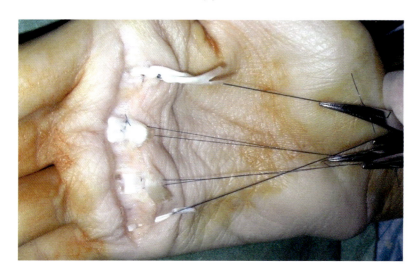

手指伸筋を牽引すると
手指 PIP 関節伸展

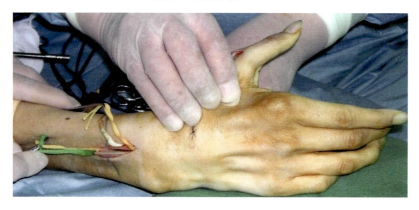

図 300 "lasso" operation technique

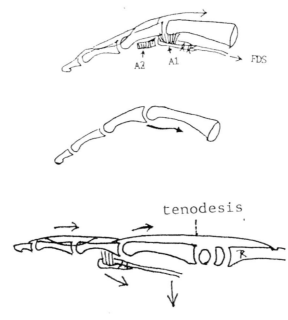

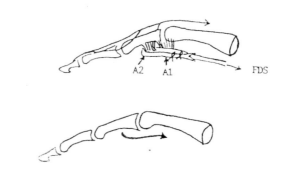

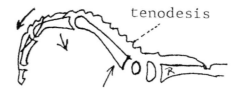

第 3 章　末梢神経障害、筋の外傷、麻痺性疾患あるいは頸髄損傷による麻痺手の再建について

図 301　症例 8：2-B- II（一期的手術）

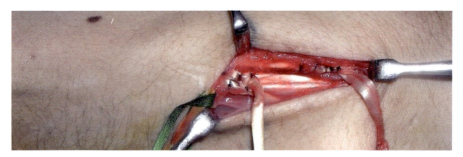

ECRL を 2 つに裂き、
EPL 及び EDC へ移行

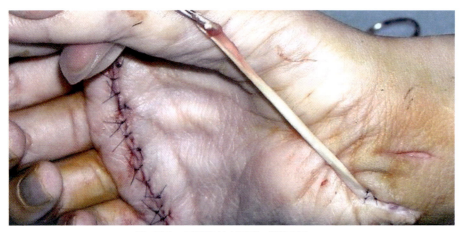

PL を用いて母指対立再建（腱固定）

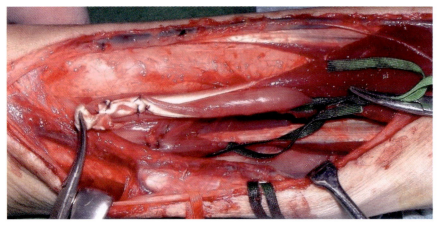

BR を FPL へ、
PT を II − VFDP へ移行

図302　筆者が行った母指対立再建術

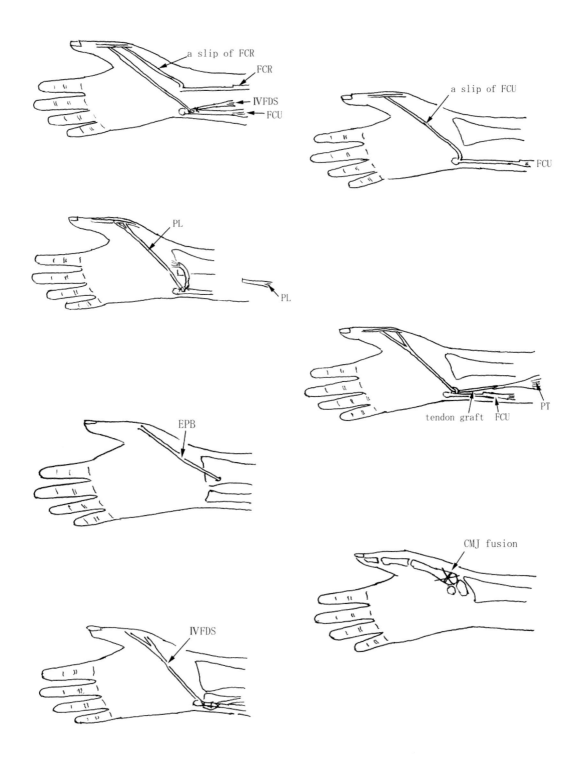

図303　症例9：2B-Ⅲ（CM関節固定術）

術前

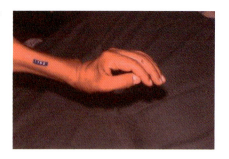

CM関節固定術後、swan neck変形

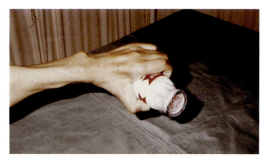
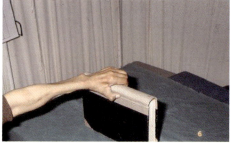

図304　長母指屈筋腱固定

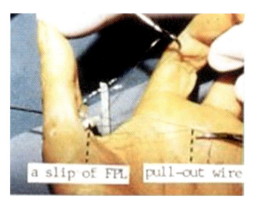
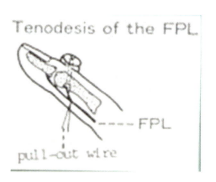

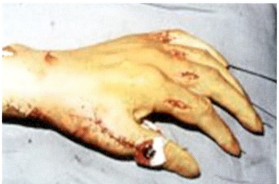

症例：10

　　右手：2-B：Ⅲ（C6-7）　　　　　　　　　　　　　　　　　　　　　　（305）

術式：第1次手術：長母指伸筋、総指伸筋腱固定、intrinsic tenodesis
　　　第2次手術：腕橈骨筋を長母指屈筋へ移行、円回内筋を深指屈筋へ移行、
　　　　　　　　腱固定による母指対立再建

　　左手：2-B：Ⅱ（C6-7）

術式：第1次手術：右手と同じ
　　　第2次手術：円回内筋を長母指屈筋へ、長橈側手根伸筋を深指屈筋へ移行
　　　　　　両側とも移行筋は異なるが、ほぼ良好な成績が得られた。

図305　症例10
右手：2-B：Ⅲ
　第1次手術：長母指伸筋、総指伸筋、内在筋腱固定
　第2次手術：腕橈骨筋を長母指屈筋へ、円回内筋を深指屈筋へ移行、母指対立再建（腱固定）
　　術後12年

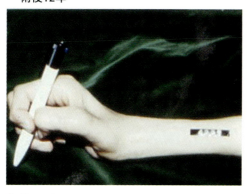

自助具なしでペン使用可能

左手：2-B：Ⅱ
　第1次手術：長母指伸筋、総指伸筋、内在筋腱固定
　第2次手術：円回内筋を長母指屈筋へ、長母指伸筋を深指屈筋へ移行、母指対立再建（腱固定）
　　術後13年

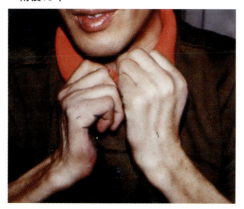

両手でボタンかけも可能

F）2-B：Ⅲ（C6-7）に対する手術

力源：腕橈骨筋、長・短橈側手根伸筋、円回内筋、橈側手根屈筋など5筋のうち、橈側手根伸筋の1筋を除く4筋。

機能再建の順序

　　1. 手指伸展再建、interinsics の再建

　　2. 手指屈曲再建

獲得される機能

　手関節の掌屈、指伸展、屈曲、母指屈曲

　このレベルでの損傷では、2-B：Ⅱで行った方法をそのまま行っても、良好な成績が得られるが、場合によっては次のような方法を一期的手術として行うことも出来る。しかし筆者は、多少時間がかかっても背側と掌側と筋バランスを確認しながら、手術を行う二期的手術の方を勧めたい。

　第1次手術：指伸展再建のため腕橈骨筋を長母指伸筋、総指伸筋へ移行。

　第2次手術：母指屈曲のためには、長橈側手根伸筋を長母指屈筋へ移行、また示、中、環、小指屈曲のためには、円回内筋を深指屈筋へ移行（この場合、円回内筋を腱移植で延長することもある）、腱固定あるいは lasso 法により鈎爪変形を矯正、腱固定による母指対立再建などである。

　この方法では、指伸筋腱固定を行っていないので、手関節の掌屈が可能であり、排便処理などがやりやすくなる。

　症例を紹介する。

症例：11

19歳、男性、交通事故による頸髄損傷

右手：2-B：Ⅰ（C6-7）、左手、2-B：Ⅱ-Ⅲ（C6-7）　　　　　　　　　　　　（306）

術式：（右手）第1次手術：Moberg 法による右肘伸展再建

　　　　　　　　第2次手術：右母指 MP 関節固定、長母指伸筋、総指伸筋腱固定、

　　　　　　　　　　移植腱による intrinsic tenodesis

　　　　　　　　第3次手術：腕橈骨筋を長母指屈筋へ移行、長橈側手根伸筋を示、

　　　　　　　　　　中、環、小指の深指屈筋へ移行、母指対立は長掌筋と長橈側手根

　　　　　　　　　　屈筋の半裁腱を末梢に反転し、母指へ腱固定

　　　　　（左手）術前の筋力テストは表の通り　　　　　　　　　　　　　　　（307）

　背側、掌側を同時に行った一期的手術　　　　　　　　　　　　　　（308,309,310）

　力源：腕橈骨筋、長橈側手根伸筋、円回内筋

図306　Case11：2-B：Ⅲ（C6-7）　Before Operation　　　　　　　　　　　　　　　　Left

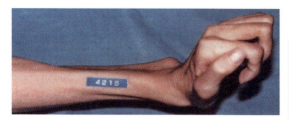
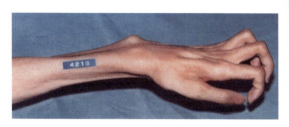
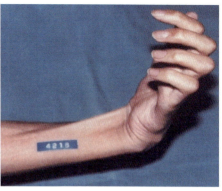

図307　Case11：2-B：Ⅱ - Ⅲ（C6-7）　　　　　　　　　　　　　　　　　　　　　　Left

MMT 左				
ECRL & B	5	EPL	0	
BR	5	EIP	0	
ECU	3	EDC	1-2	
PT	5	EDM	3 +	
FCR	5	FPL	0	
PL	0	FDP（Ⅱ - Ⅴ）	0	
FCU	0	FDS（Ⅱ - Ⅴ）	0	

図308　Case11：2-B：Ⅲ

MPJ　Fusion of the Thumb

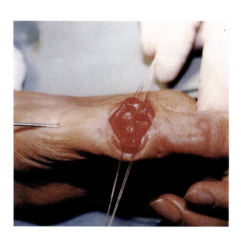
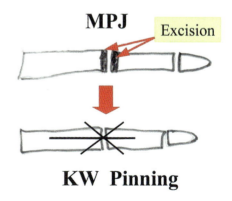

第３章　末梢神経障害、筋の外傷、麻痺性疾患あるいは頸髄損傷による麻痺手の再建について　　179

図 309　Case11： 2-B： Ⅲ

Opponens Plasty by Tenodesis

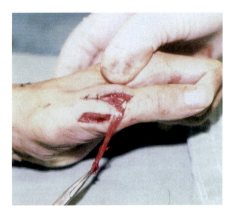 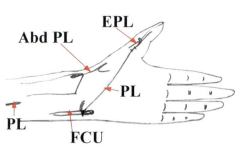

図 310　Case11： 2-B： Ⅲ

Transference of BR to EPL,ECRL to FDP（Ⅱ-Ⅴ）,and PT to FPL

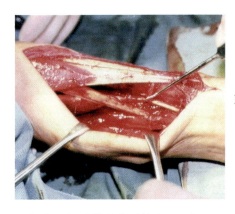 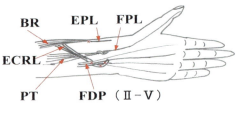

術式：a）小指伸筋が筋力3であったので、示、中、環、小指の伸筋を一束として縫合
　　　b）腕橈骨筋は長母指伸筋へ移行
　　　c）母指MP関節は伸展位で関節固定
　　　d）長橈側手根伸筋を示、中、環、小指の深指屈筋へ移行
　　　e）円回内筋は長母指屈筋へ移行
　　　f）長母指外転筋を一部裂き腱鞘へ腱固定
　　　g）長掌筋腱の中枢切断端を尺側手根屈筋腱末梢端を通して母指へ腱固定

術後の状態　　　　　　　　　　　　　　　　　　　　　　　　　　　　（311）

　この症例に対して行った一期的手術についての考察

　長所：十分な手指の屈曲、しっかりした母指側方つまみが可能となり、手関節背屈、掌屈も出来るので患者は十分に満足していた。

図 311 Case11：2-B：Ⅲ

6 mos, after Surgery

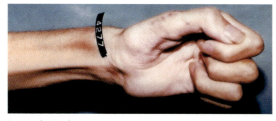
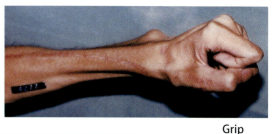

Lateral Pinch　　　　　　　　　　　　　　　　　　　　　　　　　　　　　Grip

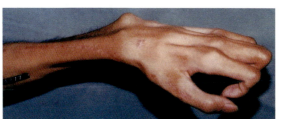

Abduction of the Thumb, Extension of Fingers

　短所および反省点：手指の伸展、特にPIP関節の伸展が極めて不十分であるので、大きな物を素早くしっかりとは、つかみ難い。筋力3の小指伸筋の力で示、中、環指のMP関節を伸展させようとするのは誤りであった。この症例では、MP関節の伸展が弱かったのでlasso法を行わなかったが、二期的手術となってもintrinsic tenodesisあるいはlasso法を行うほうが良かったのではないか、そしてこの症例でも二期的手術の方が筋バランスをとる上からも、やりやすいと考えている。

　そして、もし左手に二期的手術を行うならば、

　第一期手術：腕橈骨筋、あるいは長橈側手根伸筋をやや緊張気味に総指伸筋腱と縫合、長母指伸筋は腱固定、母指MP関節固定、intrinsic tenodesis,

　第二期手術：掌側では円回内筋あるいは腕橈骨筋を長母指屈筋へ、長橈側手根伸筋、あるいは円回内筋を深指屈筋へ移行、母指対立は腱固定、そして浅指屈筋を用いてlasso法を行った方が良かったのではないかと考えている。これを分かりやすく書けば次の通りである。

　左手、2-B：Ⅲの場合

　　　第一期手術：BR → EDC、EPL − tenodesis、母指MP関節固定、
　　　　intrinsic tenodesis

　　　第二期手術：PT → FPL、ECRL → FDP、母指対立−腱固定、lasso法
　　　　（FDSを使用）、あるいはintrinsic tenodesis

　もしこの方法が難しければ、症例4（左手）のように背側を腱固定、掌側を腱移行とした方が、より確実と考えている。

G) 3-A（C7-8）に対する手術

症例：12

38歳、男性、転落事故、右、3-A（C7-8） (312)

図312 症例12：38歳, 男性, 術前3-A（右手）

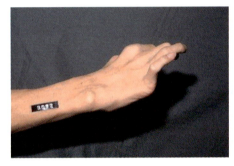
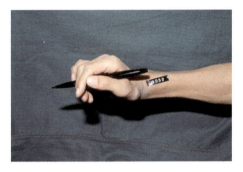
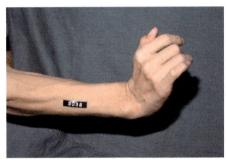

術前の状態：右手関節の背屈、
掌屈可能、環、小指伸展可能、
手指屈曲不能、書字不能、
前腕回内可能

術式：一期的手術
   a）右母指 MP 関節固定
   b）腕橈骨筋を長母指伸筋、示、中指伸筋へ移行
   c）麻痺した浅指屈筋を使った lasso 法
   d）長母指外転筋腱を裂き、橈側手根伸筋へ縫合
   e）円回内筋に移植腱を縫合、これを長母指屈筋へ移行
   f）長掌筋を移植腱で延長し、これを尺側手根屈筋腱で作った pulley を通し母指へ移行。 (313)

　術後、強い握力と側方つまみ力が得られたので、車椅子を始めとする体の移動が容易、かつ迅速、確実となり少々の段差があっても、車椅子で乗り越えられるようになった。食事、書字、更衣動作も自立、また特に回腸導管を受けた後の排尿操作、処置も自力で可能となったメリットは大きかった。 (314)

図313　Case12: 3-A（右手）

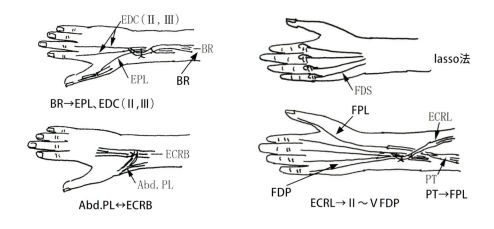

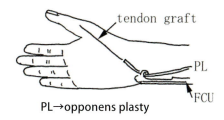

図314　Case12:3-A（C7-8）　After Operation

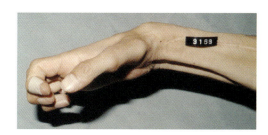
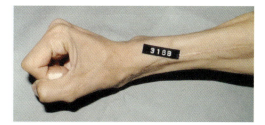

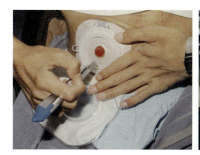
Management on urination

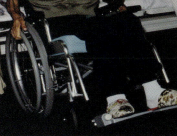
Jumping of the front castors

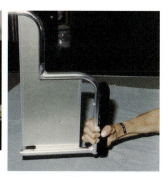
Grip

考察あるいは反省点、ならびに結論：

筋力3の小指伸筋をもって示、中、環指伸筋を動かし、MP関節を伸展させようとしたのは無理があった。過伸展するには腱移行術が必要であろう。

PIP関節を伸展させるには、lasso法が良いと思う。手指伸筋が強く、MP関節が過伸展出来れば、lasso法の効果が一層現れるはずである。そして伸筋の筋力に対抗して、縫合時の緊張を強くしたほうが良い。大抵は弱くなりがちである。少し難しくても腱鞘A2に腱をかける方が良いかも知れない。腱移行術を行うとすれば、力源は何にするか。移行術にはいくつかの方法が考えられるが、腕橈骨筋か長橈側手根伸筋を力源とするのが良いと思う。仮に腕橈骨筋を総指伸筋に移行するとすれば、長母指伸筋の扱いが難しくなる。腱固定か総指伸筋と一緒にして、腕橈骨筋の移行を行うしか良い方法を考え付かない。

筆者の結論：

以上の反省から、この症例の手術は二期的手術としたい。

第一期手術として、筋力3の小指伸筋筋力で示、中、環、小指伸筋を牽引し、MP関節を過伸展は出来ないので、これらに腕橈骨筋を移行する。長母指伸筋は橈骨背側に腱固定する。母指MP関節固定および長母指外転筋腱固定を行う。

第二期手術として長橈側手根伸筋を示、中、環、小指の深指屈筋へ、円回内筋を長母指屈筋へ移行、母指対立には長掌筋、その他の腱を使い腱固定、麻痺した中指の浅指屈筋腱を4尾としてlasso法を行う。

これらの方法で手術を行えば、前述の結果より良い成績が得られると思うが、もちろん最善ではなく、この方法よりさらに良いいくつかの術式も考えられる。

付録

最低有効髄節C6-7（subgroup2-B）は頸損患者の59％におよんでおり、そして手術の最も効果のある適応があった。しかも大部分が青年であり、麻痺手の再建術後、日常生活では自立し、また確かな仕事を持ち、会社に勤めることが出来るようになった人もあったので、頸髄損傷患者、特に若い人の場合、手術により、最も将来が期待できる損傷部位であると思う。

3-A（C7-8）に対する再建の考え方

a. 母指、示指伸筋を腱固定にするか、第3、4総指伸筋と側側縫合するか、他に力源を求めるかなどが問題となるが、筆者はなるべく腱固定でない方が良いと考えている。

手術の順序としては、背側から行っても良いが、長母指伸筋がわずかでも効いていれば掌側から行ってもよく、また手術に習熟すれば、一期的手術も可能である。

b. 術式の選択

①掌側から行う場合、力源として利用できる筋は腕橈骨筋、長橈側手根伸筋、固有小指伸筋、円回内筋、長掌筋などであり、手関節掌屈筋は温存しておく。したがって腱移行術としては腕橈骨筋を長母指屈筋へ、長擦側手根伸筋を示、中、環、小指の深指屈筋へ移行、円回内筋、あるいは長掌筋は、母指対立のための力源とする方法が考えられるが、手指の伸展を確実とするため腕橈骨筋を指伸筋へ移行、代わりに長母指屈筋へは円回内筋を移行しても良いと思う。

②小指伸筋を長母指伸筋および固有示指伸筋へ移行するのを一期的、あるいは二期的手術として行う。ただし、この場合、母指対立のためには力源として円回内筋、長掌筋を用いるか、腱固定による対立再建を行うか、その状態に応じてどれかを選ぶことになる。

③腕撓骨筋を長母指伸筋および固有示指伸筋へ、長橈側手根伸筋を長母指屈筋へ、円回内筋は示〜小指の深指屈筋へ移行（あるいはこの逆）、母指対立には長掌筋の移行などの方法も考えられる。

鈎爪変形矯正手術ならびに母指 MP 関節固定術は、前述のとおりに行って良いと思う。

H) 3-B（C7-8）に対する手術

力源：総指伸筋、小指伸筋、長橈側手根伸筋、腕橈骨筋、円回内筋などであり、このレベルの損傷では、いろいろな術式が考えられるが、主として手指の屈曲と内在筋の再建を考えれば良い。

1つの方法として、以下のような術式を行っても良いと思われる。

a）母指の屈曲：前述のように、腕橈骨筋か長橈側手根伸筋を長母指屈筋へ移行するが、示、中、環、小指の完全屈曲を獲得するためには、腕橈骨筋を長母指屈筋へ、長橈側手根伸筋を深指屈筋へ移行するほうが成績は良いと思う。

b）母指対立再建：小指伸筋を力源として利用する。この場合、同筋を前腕の尺側を回して母指に移行するか、骨間を通して母指に移行するか、いずれを行っても良いが、筆者は前者を行っている。長掌筋に筋力があれば、これを力源とすることも出来る。また円回内筋を力源としても良いし、まれには橈側手根伸筋の supernumerary muscle を力源とすることも出来ると思う。

c）長母指伸筋の筋力が、あまりに弱い場合は、長掌筋を移行すれば良い。この際、

橈骨神経麻痺の再建の項で記したように、長母指伸筋は完全に皮下にreroute するようなことは、避けた方が良い。

d) 長母指外転筋腱を短橈側手根伸筋腱に縫合：長母指外転筋を前腕末梢部で中枢より２つに裂き、その一方を短橈側手根伸筋腱へ縫合する。これにより手関節背屈時、第１中手骨外転、あるいはCM関節の支持が得られるが、この手術は必ずしも必要としないと考えている。

e) lasso法で良いと思うが、浅指屈筋腱を４尾としてlateral bandに縫合するBunnell変法を行ったこともある。

図315　Case13：3-B（C7-8）　　　　他院での術後、本院での術前　22歳　男性

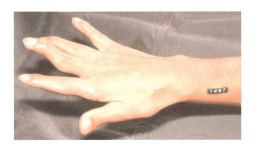
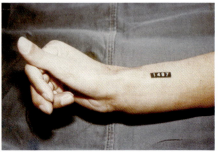

示、中、環、小指屈曲不十分、つまみ動作不能、
物を持つことが出来ない。

症例：13

他院で行われた術後の状態、3-Bと考えられた。　　　　　　　22歳　男性　（315）
　右母指は伸展位をとり、屈曲も対立も出来ない。示、中、環、小指は屈曲が不十分ながら可能であるが、物をつまんだり、すばやく持つことが出来ない。したがって、せっかく筋力があるのに、右手はあまり使うことが出来ないと訴える。他院での初回手術がどのような方法か明白でないが、小指伸筋を長母指伸筋へ、長橈側手根伸筋を手指屈筋へ移行したのではないかと考えられた。

当院での再手術：　　　　　　　　　　　　　　　　　　　　　　　　　　　（316）
　手根管部から前腕掌側まで切開し、手根管を開放、手指屈筋群の癒着、特に浅指屈筋と深指屈筋腱の癒着を剥離、分離、長橈側手根伸筋と思われる筋も剥離、十分なexcursionを得るまで丁寧に行う。また新たに円回内筋を橈骨から切離、これに足底筋腱を採取し縫合延長する。また同様に、腕橈骨筋を橈骨から切離する。腕橈骨筋を長母指屈筋へ、長橈側手根伸筋を示、中、環、小指の深指屈筋へ移行、移植腱で延長した円回内筋は、腱を尺側手根屈筋腱で作ったpulleyを通して母指へ移行

した。その結果はつまみ、握り動作良好となったが、母指IP関節の屈曲が強いので長母指屈筋腱の腱固定を追加した方が良かったと思う。　　　　　　　　　　（317）

図316　Case13：3-B（C7-8）　Operative Technique

BR　　→ FPL
ECRL → FDP
PT ＋ tendon graft → thumb opposition

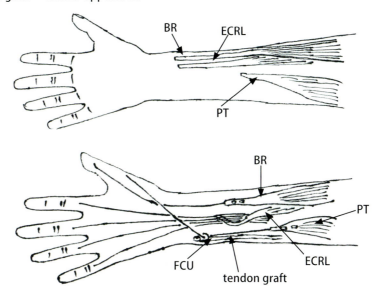

図317　Case13：3-B（C7-8）　After Operation

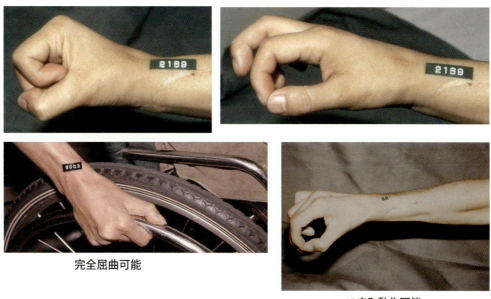

完全屈曲可能

つまみ動作可能

I）4-A（C8-T1）に対する手術

再建の方法は高位正中、低位尺骨神経麻痺のときとほぼ同様であり、母・示・中指屈曲、母指対立、鈎爪変形矯正などを獲得するための再建術となる。1つの方法として、次のような術式を行うことも出来よう。

母指の屈曲のためには、腕橈骨筋を長母指屈筋へ移行、示〜中指の屈曲のため長橈側手根伸筋を示・中指の深指屈筋へ移行し、母指対立は固有小指伸筋を力源として再建、鈎爪変形矯正は lasso 法で行う。

このレベルでは良好な pinch（pulp pinch）と、強い grasp が得られるはずである。

J）4-B：I（C8-T1）に対する手術

この損傷レベルでは、母指対立再建と鈎爪変形矯正を行えば良いが、浅指屈筋が麻痺していれば鈎爪変形は起こり難いと思われるので、そのような場合は鈎爪変形矯正の必要はない。しかし内在筋の麻痺があり母指対立が不能か、不十分であれば対立再建は行ったほうが良いと思う。術式はいくつかの方法が考えられるが、固有小指伸筋を力源とする母指対立再建が適当ではないであろうか。筆者にはこのような症例の鈎爪変形矯正を行った経験はないが、もし鈎爪変形があれば麻痺した浅指屈筋を使って lasso 法を行うことも出来ると思う。

K）4-B：II（C8-T1）に対する手術

低位正中、尺骨神経麻痺と同じであるので、いろいろな方法が考えられる。

4-A、4-B については、3肢のみ手術の経験があるが、資料不足のため、ここでは述べないこととする。

術後成績

以上が筆者が行った頸髄損傷による、麻痺手に対する再建の方法である。その結果は小数例ではあるが、損傷レベルに分けた資料により、ほぼその傾向がわかるのでここに報告する。

頸損麻痺手再建　術後、手の機能と ADL の改善の表

症例	左右	分類 (Zancolli)	ベッド上動作	ベッド車椅子	自動車車椅子	食事動作	衣服着脱		整容動作 歯磨き その他	トイレ	入浴	書字電話
							上肢	下肢				
1	R	1-B	△	△	—	△	△	×	△	×	×	△
	L	2-A										
2	R	2-B: I	△	△	—	○	△	×	△	△	×	△
	L	2-A										
3	R	2-B: I	△	△	—	○	△	×	△	△	△	△
	L	2-B: I										
4	R	2-B: II	○	○	○	○	○	○	○	△	△	○
	L	2-B: III										
5	R	2-B: II	○	○	○	○	○	○	○	○	△	○
	L											
6	R	2-B: III	○	○	○	○	○	○	○	○	△	○
	L	2-B: III										
7	R	2-B: III	○	○	○	○	○	○	○	○	○	○
	L	2-B: III										
8	R	2-B: III	○	○	○	○	○	○	○	○	○	○
	L	2-B: III										
9	R	3 -A	○	○	○	○	○	○	○	○	○	○
	L	2-B: III										
10	R	3 -B	○	○	○	○	○	○	○	○	○	○
	L	4-B: I										
11	R	4-B: I	○	○	—	○	○	○	○	○	○	○
	L	4 -A										

（○：自立、△：要介護、×：不能、全介護）

術後成績

症例	左右	分類 (Zancolli)	術後期間 (年＋月)	Pinch	Grasp	Hook	Push up	Pinch Strength (Kg)
1	R	1-B	5	△	△	◎	×	
	L	2-A	3+7	○	○	◎		
2	R	2-B：I	7	○	○	◎	×	0.3
	L	2-A	—					
3	R	2-B：I	6	○	○	○	×	
	L	2-B：I	—					
4	R	2-B：II	6	○	◎	◎	○	1.8
	L	2-B：III	6+6	◎	◎	◎		1.7
5	R	2-B：II	6	○	◎	◎	○	
	L							
6	R	2-B：III	5+5	◎	○	◎	○	2.3
	L	2-B：III	6+3	◎	○	○		0.7
7	R	2-B：III	3+6	◎	◎	◎	○	1.3
	L	2-B：III	3	◎	◎	◎		1.2
8	R	2-B：III	2+5	◎	◎	◎	○	2.2
	L	2-B：III	1+9	△	◎	◎		
9	R	3-A	1+2	○	◎	◎	○	0.35
	L	2-B：III	2+3	○	◎	◎		0.35
10	R	3-B	4+5	◎	◎	◎	○	
	L	4-B：I	—	◎	○	◎		
11	R	4-B：I	—	◎	◎	○	○	0.5
	L	4-A	6	◎	◎	◎		0.3

◎：Excellent 〜 Good,　○：Fair,　△：Poor,　×：Impossible

　麻痺高位別に述べると、1-B では hook に関しては good~excellent であるが、grasp、pinch は poor で指は常時屈曲位をとっている。2-A では長橈側手根伸筋を

長母指屈筋と側側縫合したため、短橈側手根伸筋がやや弱い場合には、手関節の背屈力が減退し、pinch、grasp などは改善したが、最終的には術前よりも、わずかに有用となったのみであった。

　2-B では、すべてほぼ良い成績が得られ、pinch 力は 1 手を除き、300g から 2 ～ 3 kg、平均 1kg であった。grasp は全例が good~excellent であったが、intrinsic tenodesis の時、橈骨へ強い tension で腱固定した症例は pinch 力は強かったが、intrinsic plus 変形をきたし、そのため grasp がやや不十分となった。hook は全例が good~exllent で push up は、ほとんど術後特記すべきほどの障害は残さなかったが、母指 CM 関節固定例では、その支持性は良好であったが、push up の時、わずかに疼痛を訴えることがあり、また swan neck 変形を生じやすかった。2-A および 2-B：Ⅰ では、多くの症例に肘伸展再建（Moberg）を行ったが、左右どちらかが 2-B：Ⅰ であれば、車椅子からベッド、自動車へのトランスファーが可能となった。

　3-B では、特に母指の巧緻性を要する運動が改善され、hook、grasp もより強力となった。

　4-A では、pinch、grasp、hook など一層良好となり、このレベルから次第に低位正中、尺骨神経麻痺に近ずくため、損傷レベルの差による傷害度の違いの大きさは 2-A、2-B に比べるとかなり小さくなり、患者からみた場合、機能再建の必要度も小さくなっているものと思われる。

　次に術後の ADL の改善、特に排尿に関することが重要であるので、これについて調べたところ、術前叩打排尿が多く、手圧排尿、留置カテーテル、膀胱瘻であったものが自己導尿となり、筆者が行った頸髄損傷による麻痺手の再建術後、10 年以上の症例、56 例の排尿方法についての調査では、叩打 21 例、自己導尿 15 例、自然 4 例、留置 4 例、回腸導管 4 例、腹圧 2 例、その他 6 例であり、自己導尿が増加したことが判明した。そして 2-A 以下であれば、手の手術後、自力でこれらが可能となっていることから排尿管理が改善され、泌尿器科医からも良い評価を受けている。

　（第 68 回日本整形外科学会報告）。

まとめ

　頸損麻痺手、99 手をほぼ Zancolli 分類に従って区分けし、それぞれの麻痺レベルに応じた再建手術を行った。麻痺手の再建手術により、手の機能の改善が得られるので、食事・更衣・書字など ADL の改善が見られたばかりでなく、車椅子への移乗、駆動、自動車への移乗、運転の可能性が開かれ、尿路管理の選択肢も広くなった。2-B レベル以下の損傷では ADL 上、大部分が自立、また車椅子スポーツ、社会復帰の可能性も開けてきたものと考える。

後記

　以上は神経、筋の障害による麻痺手、あるいは外傷、その他による機能障害に対して、腱移行術による機能再建を行った筆者の少ない経験から、特に症例を中心に考え、実行したことについて述べたのでありますが、顧みて不十分な点があまりにも多く、また誤りもあるなど、多くの専門の先生方からみれば、さらに良い治療法があると御批判を受けるのは当然で恥じ入るばかりです。しかし、このようにまとめた書は少ないことと、失敗は成功の土台でもありますから、これからの若い手外科医が筆者が経験した不十分、誤りを繰り返さないように、そしてさらに良い治療に進めていただくための参考に少しでもなればと思い、公表することとした次第です。

　最後に、この小さい書が患者さんの治療上、わずかでもお役に立ってくれればと願っております。

文献

(1) Boyes: Bunnell's Surgery of THE HAND LIPPINCOTT COMPANY, 1956.

(2) Brand PW : Tendon grafting, illustrated by a new operation for intrinsic paralysis of the fingers. J Bone Joint Surg 43-B : 444-53 (1961).

(3) Brand PW, Beach RB, Thompson DE: Relative tension and potential excursion of muscles in the forearm and hand. J Hand Surg 6: 209-219, 1981.

(4) Brand, P.W. : Paralytic claw hand, with special reference to paralysis in leprosy and treatment by the sublimis transfer of Stiles and Bunnell. J. Bone Joint Surg., 40B: 618-632, 1958.

(5) Camitz H: Uber die Behandlung der Oppositionslahmun. Acta Chir Scand 65:77-81, 1929.

(6) Edgerton MT, Brand PW: Restoration of abduction and adduction to the unstable thumb in median and ulnar paralysis. Plast Reconstr Surg 36: 150-164, 1965.

(7) Enna CD, Riordan DC: The Fowler procedure for correction of the paralytic claw hand. Plast Reconstr Surg 52: 352-360, 1973

(8) Freehafer, AA,Mast WA : Transfer of the Brachioradialis to improve wrist extension in high spinal cord injury. J Bone Joint Surge 49-A: 648-52 (1967).

(9) Grant's: Atlas of Anatomy, 12th Edition Lippincott, 2011.

(10) Green,Hotchkiss,Pederson::Green!s OPERATIVE HAND SURGERY Fourth Edition Vol.. 2, 1999.

(11) Hashizume,C : SEVERAL PROBLEMS ENCOUNTERED DURING SURGICAL RECONSTRUCTION FOR PERIPHERAL NERVE PARALYSIS, 6th Congress of the IFFSH Helsinki 1995.

(12) Hashizume,C MD, J Fukui MD : Improvement of upper limb function with respect to urination techniques in quadriplegia. Paraplegia 32(1994) 354-357.

(13) Hashizume, C:: Paralytic Hand and Surgical Reconstruction in Leorosy, First Congress of the IFSSH, Rotterdam, 1980.

(14) Henderson ED: Transfer of wrist extensors and brachioradialis to restore opposition of the thumb. J Bone Joint Surg 44A: 513-522, 1962.

(15) Holstein A, Lewis GB: Fractures of the humerus with radial-nerve paralysis. J Bone Joint Surg 45A: 1382-1388, 1963.

(16) HOPPENFELD 整形外科医のための神経学図説、津山直一監訳、南江堂、1979.

(17) MacDougal BA: Palmaris longus opponensplasty. Plast Reconstr Surg 96:982-984, 1995.

(18) McDOWEL.F : SURGICAL REHABILITATION IN LEPOSY. William & Wilkins company, 1904.

(19) Moberg E : The Upper Limb in Tetraplegia. p.47, Georg Thieme, Stuttgart (1978).

(20) Moberg E :Surgical treatment for absent single hand grip and elbow extension in quadriplegia. J Bone Joint Surg 57-A : 196-206(1975).

(21) Neviaser RJ, Wilson JN, Gardner MM: Abductor pollicis longus transfer for replacement of first dorsal interosseous. J Hand Surg 5: 53-57, 1980.

(22) Omer G E Jr 1968 Evaluation and reconstruction of the forearm and hand after acute traumatic peripheral nerve injuries. Journal of Bone and Joint Surgery50A: 1454-1478.

(23) Palande DD: Opponensplasty in intrinsic-muscle paralysis of the thumb in leprosy. J Bone Joint Surg 57A: 489-493, 1975.

(24) Riordan DC: Tendon transfers for median, ulnar or radial nerve palsy (abstract). J Bone Joint Surg 50B: 441, 1968.

(25) Riordan DC: Tendon transfers in hand surgery. J Hand Surg 8: 748-753, 1983.

(26) Said GZ: A modified tendon transference for radial nerve paralysis. J Bone Joint Surg 56B: 320-322, 1974.

(27) Schneider LH: Opponensplasty using extensor digiti minimi. J Bone Joint Surg 51A: 1297-1301, 1969.

(28) Skielboe,B.E.,and Koh,J.Y.: Tendon transference for ulnar and combined ulnar-median nerve paralysis. Acta Orthop. Scand.,36: 137-152, 1965.

(29) Smith, R.J.:Tendon transfers of the hand and forearm Little,Brown and company;Boston 1987.

(30) Steindler A: Operative treatment of paralytic conditions of the upper extremity. J Orthop Surg 1: 608-624, 1919.

(31) Tsuge K, Adachi N: Tendon transfer for extensor palsy of forearm. Hiroshima J Med Sci 18: 219-232, 1969.

(32) Tsuge K: Tendon transfers in median and ulnar nerve paralysis. Hiroshima J Med Sci 16: 29-48, 1967.

(33) Tsuge K, Hashizume C: Reconstruction of Opposition in the Paralyzed Hand(F.Mcdowell,C. D.Ennna 編：Surgical Rehabilitation in Leprosy(Williams&Willkins,Baltimore 1974-185 ～ 198 頁)

(34) Tubiana,R.: Anatomic and physiologic basis for the surgical treatment of paralysis of the hand. J. Bone Joint Surg., 51A: 643-660, 1969.

(35) Zancolli E (1967) Paralytic supination contracture of the forearm. J Bone Joint Surge 49A: 1275-1284.

(36) Zancolli E (1979) Structural and dynamic basis of hand surgery. 2nd ed. Lippincott. Philadelphia: 230-237.

(37) Zancolli EA, Cozzi EP: ATLAS OF SURGICAL ANATOMY OF THE HAND. CHURCHILL LIVINGSTONE, INC, 1992.

(38) Zancolli EA: Claw-hand caused by paralysis of the intrinsic muscles. A simple surgical procedure for its correction. J Bone Joint Surg 39A: 1076-1080, 1957.

(39) 児島誠一、橋爪長三：前骨間、後骨間神経麻痺に対する手術的治療の検討、関東整形災害外科学会雑誌、26 (5), 451-459, 1995.

(40) 橋爪長三：ポリオによる麻痺手に対する機能再建術の経験．日手会誌、1, 165-169, 1984.

(41) 橋爪長三：機能再建術の問題点—とくに橈骨、正中、尺骨神経麻痺について、神経手術と機能再建、OS NOW NO.3, 116-31, 1991.

(42) 橋爪長三：正中、尺骨神経麻痺に対する腱移行術、日手会誌、2: 77-82, 1986.

(43) 橋爪長三：頸損麻痺手の手術適応とその機能再建、日手会誌 5: 105-61 (1989).

(44) 清野良文、橋爪長三、北側恵史ほか：麻痺手再建手術における余剰橈側手根伸筋の検討、中部整災誌 35: 419-20 (1992).

(45) 津下健哉：手の外科の実際、南江堂、東京 (1985).

(46) 矢部裕、内西兼一郎、伊藤恵康ほか：C6-7 間損傷麻痺手に対する我々の機能再建術．日本パラプレジア医会誌 1: 168-9 (1988).

(47) 秋口一郎、岡伸幸、中村智『神経筋の検査と症例診断』金芳堂、2015.

〈著者紹介〉

橋爪 長三 （はしづめ ちょうぞう）

昭和 4 年 5 月 1 日	長野県伊那市生まれ
昭和 30 年 3 月	信州大学医学部卒業
昭和 31 年 6 月	医師免許証取得
昭和 32 年 4 月	信州大学医学部助手
昭和 37 年 4 月	信州大学医学部講師
昭和 38 年 1 月	国立療養所長島愛生園整形外科医長
昭和 38 年 10 月	医学博士
昭和 46 年 4 月	国立療養所大島青松園整形外科医長
昭和 49 年 11 月	長野県身体障害者リハビリテーションセンター所長
平成 6 年 9 月	特定医療法人新生病院名誉院長、整形外科医長
昭和 55 年 3 月	日本らい学会賞
平成 6 年 5 月	日本手の外科学会特別会員
平成 27 年	日本肘関節学会功労会員

腱移行術による麻痺手の再建とその応用
―頸損麻痺レベル別 99 手におよぶ機能再建術―

2016 年 4 月 21 日　初版発行

著　者　　橋　爪　長　三
©2016 Chouzou Hashizume

発行者　　高　橋　　考
発　行　　三　和　書　籍

〒 112-0013　東京都文京区音羽 2-2-2
電話 03-5395-4630　FAX 03-5395-4632
info@sanwa-co.com
http://www.sanwa-co.com/
印刷／製本　中央精版印刷株式会社

乱丁、落丁本はお取替えいたします。定価はカバーに表示しています。　　　　　ISBN978-4-86251-193-5 C3047
本書の一部または全部を無断で複写、複製転載することを禁じます。

本書の電子版（PDF形式）はBook Pubの下記URLにてお買い求めいただけます。
http://bookpub.jp/books/bp/430

三和書籍の好評図書

本書を読まずして安保理論は語れない！

自律神経と免疫の法則
――体調と免疫のメカニズム

新潟大学教授
安保 徹 著

B5／並製／250ページ／本体6,500 ＋税

Contents
1.気圧と疾患（虫垂炎）／2.白血球膜上に発現する自律神経レセプターと白血球の生体リズム／3.感染による白血球の変化，そして体調／4.神経，内分泌，免疫系の連携の本体／5.新生児に生理的に出現する顆粒球増多と黄疸の真の意味／6.胃潰瘍発症のメカニズム／7.妊娠免疫の本体／8.ストレス反応の男女差そして寿命／9.アレルギー疾患になぜかかる／10.癌誘発の体調と免疫状態／11.東洋医学との関連／12.骨形成と免疫の深い関係／13.免疫システムと女性ホルモン／14.自己免疫疾患の発症メカニズム／15.担癌患者とNK細胞／16.ストレス，胸腺萎縮，回復時の自己反応性T細胞の産生／17.副腎の働き／18.ステロイドホルモン剤の副作用の新しい事実／19.リンパ球はなぜ副交感神経支配を受けたか／20.傷負い体質のメカニズム／21.臓器再生，免疫，自律神経の同調／22.尿中カテコールアミン値と顆粒球そして血小板／23.老人の免疫力／24.内分泌攪乱物質の免疫系への影響／25.妊娠前の免疫状態と不妊／26.免疫系の年内リズム／27.アトピー性皮膚炎患者のためのステロイド離脱／28.腰痛，関節痛，そして慢性関節リウマチの治療／29.再び，胃潰瘍，アトピー性皮膚炎，慢性関節リウマチについて／30.膠原病，自己免疫病に対するステロイド治療の検証

鍼灸学術の集大成、空前絶後の作品！

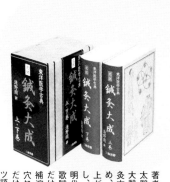

完訳 鍼灸大成
東洋医学古典

楊継洲 著
淺野周 訳

上・下巻（上巻…一～五巻、下巻…六～十巻）

▶四六判・上製 約一四〇〇頁 上下巻セット定価一五、〇〇〇円（税込）

『鍼灸大成』は古典でありながら現代医療においてもまったく遜色がない内容です。鍼灸に携わる者として必ず目を通しておかなければいけないバイブルです。

推薦 水嶋クリニック **水嶋丈雄**

本書は明代末期に完成した鍼灸書の集大成で、後にも先にも、これを上回る本はないといわれている空前絶後の作品です。明代末（一六〇一年）に刊行されて以来、清代に28回、民国時代に14回、現代中国や台湾になってから何回も刊行されており、六～八年に一度は新版が出されるという大ベストセラー本です。

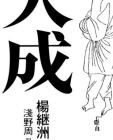

著者の楊継洲（一五二二～一六〇九）は浙江衢県人、祖父は太醫（皇帝の御殿医）であり、楊氏自身も長期にわたり大醫院で40年以上在職した。家伝の『鍼灸玄機秘要』を元にして、『鍼灸大成』は、『鍼灸聚英』などの文献を集め、自分の臨床経験を加えて成書となった。原稿が出来上がった後、趙文輔、靳賢、黃鎮庵らが整理、資金援助し、一六〇一年に刊行された。

明代以前の鍼灸学術をまとめた本書は、とりわけ鍼灸歌賦を多く収録し、経穴の名称や位置、図を加えているだけでなく、歴代の鍼操作手法をはっきりさせ、「楊氏補瀉十二法」などにまとめてあり、さらに各種疾患の配穴処方と治療過程を記している。『鍼灸大成』は、中国だけでなく、世界的に影響を与え、現在では英語、ドイツ語、フランス語などの訳本がある。

三和書籍の好評図書

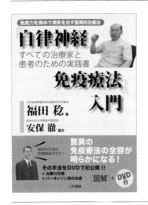

免疫力を高めて病気を治す画期的治療法
「自律神経免疫療法」入門
――すべての治療家と患者のための実践書――

福田稔／著　安保徹／協力　A5判　253頁
DVD付　3,000円+税

驚異の「自律神経免疫療法」の全容を明らかにした入門書。
治療の手順、パーキンソン病の治療の様子を附属DVDで
初公開した。

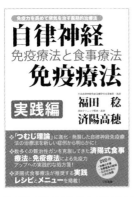

免疫力を高めて病気を治す画期的治療法
自律神経免疫療法[実践編]〈免疫療法と食事療法〉

日本自律神経免疫治療研究会理事長・医師　福田稔
西台クリニック院長・医師　済陽高穂　[共著]
A5判　並製　178頁　定価3000円+税

◆治療の手順／治療器具の説明／脳梗塞患者の治療の実際を収録した
　DVD付属。
❖「つむじ理論」に進化・発展した自律神経免疫療法の治療法を新しい
　症例から明らかにする。
❖数多くの難治性ガンを克服してきた済陽式食事療法と免疫療法による
　免疫力アップへの実践的な処方箋。
❖済陽式食事療法が推奨する実践レシピとメニューを掲載

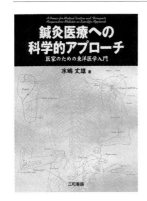

鍼灸医療への科学的アプローチ
＜医家のための東洋医学入門＞

水嶋丈雄著　B5判　上製本　120頁　3,800円+税

本書は、これまで明らかにされてこなかった鍼灸治療の科学的な治療
根拠を自律神経にもとめ、鍼灸の基礎的な理論や著者の豊富な臨床
経験にもとづいた実際の治療方法を詳述している。現代医学と伝統医
療、両者の融合によって開かれた新たな可能性を探る意欲作！

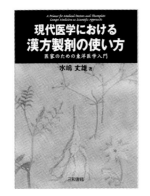

現代医学における漢方製剤の使い方
＜医家のための東洋医学入門＞

水嶋丈雄著
B5判　上製本　164頁　3,800円+税

現代医学では治療がうまくいかない病態について、漢方製剤を使おうと
漢方医学を志す医師が増えてきている。本書はそのような医家のため
に、科学的な考え方によって漢方製剤の使用法をまとめたものである。
漢方理論を学ぶ際には、是非とも手元に置いていただきたい必読書で
ある。

三和書籍の好評図書

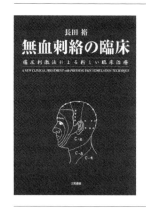

無血刺絡の臨床
＜痛圧刺激法による新しい臨床治療＞

長田　裕 著
B5判／並製／307頁／本体9,000円+税

本書は「白血球の自律神経支配の法則」を生み出した福田・安保理論から生まれた新しい治療法である「無血刺絡」の治療法を解説している。薬を使わず、鍼のかわりに刺抜きセッシを用いて皮膚を刺激する。鍼治療の本治法を基に、東洋医学の経絡経穴と西洋医学のデルマトームとを結びつけ融合させた髄節刺激理論による新治療体系。

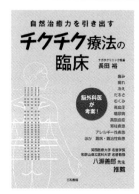

チクチク療法の臨床

長田　裕 著
A5判／並製／264頁／本体3,000円+税

チクチク療法（＝無血刺絡療法）誕生から10年。絶版となった『無血刺絡療法』から7年半の間に蓄積された新疾患を含む膨大な治療症例と臨床データを加えた最高の書。前巻『自分でできるチクチク療法』をお読みになって興味を持たれた方が、さらに理解を深める本としても最適。

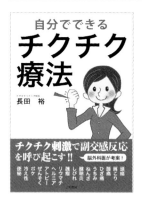

自分でできるチクチク療法

長田　裕 著
四六判／並製／232頁／本体1,300円+税

本書で紹介したチクチク療法を専門知識のない人でも身近な道具で簡単にできるようにイラストを豊富に用いて説明。温熱療法、運動療法、顔もみ・指根っこ回し、食養生も紹介した。

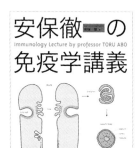

安保徹の免疫学講義
Immunology Lecture by professor TORU ABO

新潟大学教授　安保　徹 著
B5／並製／245ページ／本体6,500円+税

安保教授の20年にわたる新潟大学での講義録！
本書は、リンパ球数／顆粒球数が多くの病気の発症メカニズムに関わっていることを詳細に説明するとともに、消炎鎮痛剤の害やそのほかの薬剤の副作用についても解説している。特に自己免疫疾患の治療においては、本書の知識が大いに役立つはずである。